策 划 韩永杰 陶超杰 王珣昱

顾 问 董 毅 张军凯

执 笔 吴秋兰 杨帆思晋 王楚绒 向建光

统 筹 师 兢

心理咨询案例与策略丛书

王齐 著

照亮心灵的角落

——危机事件及心理创伤的危机干预与支持

云南出版集团

云南人民出版社

图书在版编目（CIP）数据

照亮心灵的角落：危机事件及心理创伤的危机干预
与支持 / 王齐著. -- 昆明：云南人民出版社，2023.8
（心理咨询案例与策略丛书）
ISBN 978-7-222-22018-8

Ⅰ.①照… Ⅱ.①王… Ⅲ.①精神疗法②心理干预
Ⅳ.①R749.055②R493

中国国家版本馆CIP数据核字(2023)第151130号

策划编辑：苗晋诚
责任编辑：施建国　宁　琳
装帧设计：计文婷
责任校对：曹爱平
责任印制：马文杰

ZHAOLIANG XINLING DE JIAOLUO

照亮心灵的角落

WEIJI SHIJIAN JI XINLI CHUANGSHANG DE WEIJI GANYU YU ZHICHI
——危机事件及心理创伤的危机干预与支持

王齐 著
执笔 吴秋兰　杨帆思晋　王楚绒　向建光

出　　版　云南出版集团　云南人民出版社
发　　行　云南人民出版社
社　　址　昆明市环城西路609号
邮　　编　650034
网　　址　www.ynpph.com.cn
E - mail　ynrms@sina.com
开　　本　787mm×1092mm　1/16
印　　张　15.25
字　　数　230千
版次印次　2023年8月第1版　2023年8月第1次印刷
印　　刷　昆明珵煜印务有限公司
书　　号　ISBN 978-7-222-22018-8
定　　价　48.00元

如需购买图书、反馈意见，请与我社联系
总编室：0871-64109126　发行部：0871-64108507
审校部：0871-64164626　印制部：0871-64191534

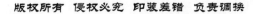

云南人民出版社微信公众号

序言

让存在空间有光

与王齐的"心理咨询案例与策略丛书"《照亮心灵的角落》书稿对眸时，我的内心被一束光照亮。这时正是"二月春风似剪刀"的时节，整个上午我都沉浸在温暖和欣喜中。

我在文字中感受中华传统文化的光泽和西方哲学、心理学理论的光泽。

书稿的许多章节都让我扼腕叹息！

其中最突出的是中国国学思想与西方哲学、心理学的巧妙结合。加上贴近现实、贴近生活、理论与案例自然融合及实操性强等特点，从而让其在同类的著作中独树一帜。

"危机事件及心理创伤的危机干预与支持"是本书的核心议题。这一议题牵动个体、家庭、学校和社会。

"疫情心理危机干预与预防"则是作者将自己置身于生命存在空间中的思考与探索。

我想，生命历程中常常会发生危机。

我想，生命存在空间中，"无常常在"。

因而"危机干预"就有特殊的分量。

儒学典籍《中庸》说："凡事预则立，不预则废"。

阳明先生说："心外无物，心外无景。"

法国哲学家笛卡尔说："我思故我在。"

这些经典论述意在凸显"心之力"的巨大能量。

而现代科技进步，揭示的"量子纠缠"现象亦较有说服力地证实了"心理"的巨大磁场。

关于"存在空间"、关于"危机干预"，南宋诗人慧开有一首诗歌将其描绘得极其生动：

> 春有百花秋有月，
>
> 夏有凉风冬有雪。
>
> 若无闲事挂心头，
>
> 便是人间好时节。

诗歌的前两句强调的是要顺应自然、融入自然，是中国古代"天人合一"哲学思想的折射；后两句彰显的是生命存在的较佳境界：有健康的心理，有强大的心理磁场，不被"烦心事"和存在中的"无常"困扰。

在这个意义上，《照亮心灵的角落》一书，或许就是"预则立"和"无闲事挂心头"的一束明亮的光。

潘上九

目录

导言

随着社会的不断发展，科学技术的进步，人类进入了信息和人工智能高速发展的阶段。然而，工业现代化和科技的进步在极大地解放人类生产劳动力的同时，也给我们生存的这颗蓝色星球带来空气污染、海洋污染、水污染、光污染；资源过度消耗，气温持续升高，温室效应等极大地威胁着人类赖以生存的地球环境。自然灾害和非自然的危机事件越来越频繁地发生，对人类产生着前所未有的冲击和影响。

人们在遇到天灾人祸和突发的危机事件时，会天然地产生某些应激反应，除了本能反应外，还会出现生理、心理的应激反应和状态，心理危机干预因此应运而生。随着自然科学、哲学、社会科学等学科的高度发展，心理学也在不断进步，心理危机干预技术也逐渐臻于完善并在日常的工作、生活、学习、人际关系中得到广泛运用。

心理危机（Psychological crisis）是指个体在遇到突发事件或面临重大挫折和困难，当事人自己既不能回避又无法用自己的资源和应激方式来解决时所出现的心理反应。

心理危机的基本特征是：1. 危险性。导致个体的严重病态，包括躯体和精神上的反应；2. 时限性。通常持续数小时到数周不等；3. 症状的复杂性。包括生理和精神症状。

一般而言，危机包含两个含义 。一是指突发事件，出乎人们预料发生的事件，如地震、洪灾、重大交通事故、恐怖袭击、战争、疫情暴发等；二是指人所处的紧急状态，如身处上述突发事件中的当事人及其亲属、或应急救援人员的状态。当人们遭遇"危机"时，日常的平衡被打破，正常的生活受到干扰，生理心理状态、情绪思维皆会产生较大波动。当生理心理的失衡状态超出了个体的承受范围，就会出现思维及行为紊乱、无所适从、不知所措的现象。心理危机出现的根源，是个体意识到或者潜意识层面直觉到某一事件或情景超出了自己的应对能力，而不是个体经历的事件本身。

随着人类社会的不断进步，哲学、社会学、人类学、宗教学、自然科学的不断发展，心理学逐渐形成一门独立的学科。虽然心理学和心理咨询是一个现代词汇，新兴的学科，但是在我们中华民族的发展史中，很早就极为重视心理、心性的变化与发展，并已经在人类活动的各个方面加以应用。在最早的文字记录中，便已出现了心、心理、心性等概念，对心理的探索与研究，始终不断地与人类社会的历史同步发展，有序传承。在我们悠久的历史文化中，对心理心性有各式各样的解读和应用，比如最早的兵家经典，人们所熟知的《三十六计》就有很多典型心理的应用。而"无中生有"，虚虚实实、虚实转换、少阴老阴太阳相互转化等概念，更是把人的心理应用到了极致。

中国老百姓家喻户晓的诸葛亮的"空城计"，精彩地描绘了突发的危机事件与心理较量，是古人留给我们的典型的应用心理的心理战。空城计在《三十六计》中的原文为："虚者虚之，疑中生疑；刚柔之际，奇而复奇。"在成语解释中说："空城计"是一种心理战术。可见我们的祖先已经对心理应用得出神入化了。司马懿大兵压境，诸葛亮等一班文人只有2500多老弱兵卒守城，缺兵少将，面临灭顶之灾的危险。这是危机事件本身，危机是否能被化解？诸葛亮用他强大的心理在危急处境下掩饰虚空，演绎了一出迷魂阵——"空城计"欺骗敌方。司马懿脑补想象了一幅被雄兵十万埋伏的画面，然后决定绝不上当，退兵20里。

从这里我们可以看出，应激反应是人在面对危机时生理和心理发生的变化和应对能力，不同的人对同一事件的反应可能是不一样的。现代社会出现的突发事件和危机状况越来越多，为了更好地应对危机，我们不仅要学习应用现代的心理学、心理咨询、社会学、哲学等知识和技能，也要充分继承发挥我们几千年的传统文化精髓，把古老的文化传承与现代心理学、心理咨询结合起来。这是我们独有的优势和特色，也是我们的责任。

2020年新冠疫情大流行，肆虐全球，三年来人们为战胜疫情作出了各种努力和牺牲。疫情给社会和人类造成了巨大的创伤，如何有效地应对疫情期间给人们带来的危机和心理创伤，也是心理工作者面临的重要课题。

本书以案例的形式呈现了传统心理危机干预，以及部分与疫情有关的典型干预案例，以情景再现的形式，让大家看到心理危机干预的理论应用以及各种技术技能的实操过程。同时，在本书中你也能看到现代心理学理论及其最新成果与我国古老的文化传承在真实的心理咨询服务和案例中的有机结合。

　　书中案例不是某一个案例的再现，而是根据欲呈现的主题、技术、技能、理论以及问题的应对方案、解决路径、思路策略等，集合多个案例并加上一些科学性的构思设计整合而成。案例不涉及来访者的具体信息和人口学资料，遵循了保密原则，保护了隐私。在案例中，每一位读者都有可能从不同的层面看到某些自己或身边人的影子，如有雷同，请您不要大惊小怪。我们有共同的文化背景，生活在同一个地球村，每个人除了不同的个性之外，一定有某些共性。我们呈现的案例，除了个性之外，同样也一定会涉及某些人生的共性，很多问题或情景只是人或环境的共性罢了。

第一章　现代心理学与传承

一、存有巨巢

随着科学技术的进步，人类对地球资源的深度运用和掠夺性开发，导致自然灾害频发，人为因素引发的灾难越来越多。空难、车祸、海啸、核泄漏常常在我们身边上演，甚至战争纠纷愈演愈烈，人的社会性压力空前地增加。由此，现代心理学提出了危机和危机干预的概念，并大力发展其在现实的运用。

心理危机的定义。西方国家对于心理危机的研究最早源于德国的林德曼，但将之发展形成较为成熟的系统理论的学者是美国心理学家凯普兰。凯普兰1954 年提出的心理危机概念为："当面临困境的时候，一个人固有的认知体系与支持系统都不能应对，即当前的困境超过了人的应对能力时，便会产生暂时的心理失衡，这种心理失衡状态就是心理危机。"

我们由此可以看出，心理危机是一个很新的概念，它的理论和研究都是近现代才发展起来的。然而，它又根植于哲学、心理学、社会学、自然科学等学科的不断发展和进步；根植于人类摆脱和降低发展带来的困惑和深层的痛苦的需要。可以说，心理危机干预是一个全方位、全流域、全时空、全学科的运用理念。无论是人类还是动物，从生命开始就伴随着各种危机和危机事件，以及由此引起的心理危机。现代的心理学家、社会学家、历史学家的研究成果向我们展示了一幅历史与现代结合、包含过去现在未来的全时空流域图。现代人的心理包含了古人的心理，现代的心理学也包含了古老的传统文化所蕴含的原始心理。

马斯洛在他的《自我超越》中说到"存有之爱""存有之知"以及"存有心理学"，它们涉及无常的、动机之外的、非竞争的、非自我中心的、无目的的、各种终极经验的以及圆满的境界和达成目标的状况，它们连接着历史与现代，连接着哲学、美学、宗教学的智慧。

威尔伯在《整合心理学》中向我们呈现了"存有巨巢"（The Great Nest of Being），它是用来描述我们所存在的世界和我们自己这个存在的一种结构样式。威尔伯将它描述为：伟大的、巨大的，像鸟巢、蜂巢、蚁巢那样有结构嵌套的一种状态。

长青哲学的核心认为：现实是由各种不同的存在层次——存在和认知层次——所构成的，涵盖了物质、身体、心智、灵魂和灵性。"存有巨巢"中，每个更高的维度都超越、包含并接纳了较低的维度。因

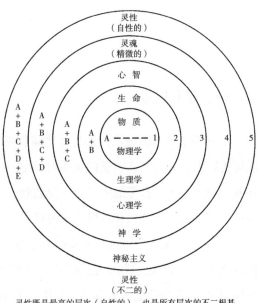

灵性既是最高的层次（自性的），也是所有层次的不二根基。

图1 存有巨巢
（摘自威尔伯《整合心理学——人类意识进化全景图》）

此，这个概念意味着在从微尘到神性的道路上，整体之中又包含着整体，并无限循环下去。"存有巨巢"是整合心理学的重要内容，真正的整合心理学需要接纳前现代、现代和后现代资源中的不朽智慧。

我们该如何想象这个巨巢的样貌？它的结构是无限嵌套的，由无数的子整体组成，子整体既是自己的整体也是更大的整体的组成部分。从层次上来说，它是包含并超越的，不是单纯的包含，而是有序组成新结构的包含。从

形态上来看，它是由无数的发展线组成的波，各层级之间没有绝对的区隔，而是像彩虹一样的渐变。

威尔伯说，存有巨巢不是给定之物，而是一种可能性——不断探索与发展的可能性。如图1所示，我们可以看到，存有巨巢的结构是相当复杂的，酷似一系列的同心圆意识图（时空球形的平面投影）。它便于那些不熟悉"存有巨巢"概念的读者认知与理解。

我们学到了"存有和认知巨巢"，"这种古代智慧的不朽真理包括：现实和意识的层次，从物质发展到身体，到心智，到灵魂，到灵性。同时，灵性作为整个显现世界的根基，完全地、同等地存在于所有这些层次之中。每个更高层次都超越并包含了它的前续层次。因此，这个巨巢是从尘土上升到神性的、充满越来越广阔的爱和慈悲接纳的子整体序，宇宙的每个角落都感受到了它的恩典、关爱或光明。"

威尔伯提出："任何时候，只要我们现代人稍停片刻，进入静默之中，仔细地聆听，我们最深处的本质就会开始闪耀出微弱的光芒，引导我们接触到深刻的奥秘和内在的召唤，接触到超越时空的无限光明——我们被引向了无所不在的灵性世界，那是我们可敬先人中的最卓越者率先发现的东西。他们如此慈悲，给我们留下了通向那个无限世界的整体图，这个图名叫存有巨巢，是我们自身内在性的地图，也是我们自身灵性的考古学。"

到这里，我想现代人要知道不仅我们的生理源于我们先古的遗传，我们的心灵也以多种形式传承蕴含古人的智慧与灵性。宛若"集体无意识""爱与慈悲""恐惧感和自我保护意识"等等。我们的身心灵都有先祖的基因和遗传因素，不仅只是物质遗传，心灵心理也有远古的遗传。我们的身心灵连接着过去，通向未来。

二、传统与传承

中华民族有五千年光辉灿烂的文化，"四大发明"是中华民族的先祖对人类发展进步作出巨大贡献的象征与标志。心灵心理的运用和发展是传统文化和精神传承的重要部分，在人类心灵心理的发展研究和实修实操上，我们的祖先对人类的启示和贡献同样有深刻和深远的影响，只是在近代的社会变革和发展历程中，人们更多地注重社会性、理论性、物质性以及科学性等现实意义方面的研讨，从而忽略了心灵心理的某些研究和传扬。

老子的《道德经》是中国历史上第一部完整的哲学著作，对世界哲学的发展具有不可估量的作用。据联合国教科文组织统计，在世界各国文献记载中，被翻译最多的是《圣经》，其次就是《道德经》。德国哲学家尼采评论："老子思想的集大成——《道德经》，像一口永不枯竭的井泉，满载宝藏，放下汲桶唾手可得。"只要认真品读，你就会发现《道德经》充溢着心性与世界的交流沟通，心性与心性启迪，心性心灵的升华，心灵的自我修养等等。《道德经》从一开始就涉及"认知"，对道、对天地、对天地的起源、对无有、对生命、对人自身及其演变的认知理解，对心理、心性、心灵也有诸多的直接阐述以及对它们的发展变化与认知的深刻理解，是我们现代的心理学研究和心理咨询运用不可多得的宝藏。

《道德经》的开篇第三章就对"心理"有直接的表述："不尚贤，使民不争；不贵难得之货，使民不为盗；不可见欲，使民心不乱。是以圣人之治，虚其心，实其腹，弱其志，强其骨。"（中国纺织出版社《老子庄子》第5页）

不难看出，整章都在说心和心理，而且，与现代心理学如出一辙，"欲、心、志、智、虚实"都是现代心理学的常用词语，并明确地告知我们心理的运用与变化。

《道德经》还有许许多多的章节和段落，准确描述了有关心理心灵的变化和运用，如："宠辱若惊，贵大患若身……"；"致虚宁静"；"大成若缺，其用不弊。大盈若冲，其用不穷。大直若屈，大巧若拙，大辩若讷。燥胜寒，静胜热。清静为天下正"。

人们习惯性地认为《道德经》是说"道"的论著，其实它通篇都在论述"知情意"以及它们与天地万有的互动交流变化。它不仅是中国历史上第一部完整的哲学著作，也是一部华夏智慧的心理巨著。

说到老子，自然而然地会要想到庄子，毕竟老庄理论一脉相承，对中国人和中国文化影响深远。在《庄子》一书中，我们惊叹地发现许多有关心理心灵心性的名词、术语和概念的具体描述，有关心理方面的表述和心理方面的词汇更加清晰直接，甚至有"危机干预"的实际案例以及它们的运用和操作，更具有操作性和指导作用。在那个古老的时代，尚未出现"心理学"这门学科，否则心理学的许多术语应该属于我们的那些先贤智者如老子、庄子、孔子……

你可能对"虚怀若谷、深沉宁静、致虚守静""至乐无乐、平易恬淡、宁静闲和""德人者，居无思，行无虑，不藏是非美恶"这些词语早已耳熟能详了，你发现没有？这些美丽的词语蕴藏着古人对心理和心理运用的大智慧。"大人之教若形之于影，声之于响。有问而应之，尽其所怀，为天下配"，与现代心理咨询的助人助己、有诉求的原则，有异曲同工之妙！

老子说："你应该小心别扰乱人心。人的心情总是压抑后便消沉，低落而得志后就振奋高举，心情在消沉和高举之间，如同被拘禁和伤害，只有柔美的心智表现才能软化刚强……骄矜不尽而无所羁绊的，这就是人的内心吧！"（中国纺织出版社《老子 庄子》第 173 页）

"修身养性就会返归于德，德达到完美的程度就如同初始之时，达到初始之时便会心胸无比豁达，心胸无比豁达便能包容广大。"（中国纺织出版社《老子 庄子》第 187 页）

"所以说，精粹朴素而不混杂邪念，清静持一而不改变心志，恬淡而无为，行动且顺应自然，这就是养神的道理。"（中国纺织出版社《老子 庄子》第 197 页）

这里不胜其烦地引用庄子的说法，因为它们与现代心理学和心理咨询的正知正念、瑜伽冥想、自由联想、自我成长几乎是同样道理，甚至超出了现代心理学的最新成果，高于许多所谓的现代技术和技能。

特别引用两个古老的智慧名称：心斋、坐忘。相信你会跟我一样对我们先祖先贤的智慧升起敬仰之情。

心斋。孔子说："你必须摒除杂念，不用耳去听而用心去领悟，不用心去领悟而用气去感应！耳的作用只是聆听，心的作用才是与外界事物的交合。气才能以虚弱柔顺的形体来容纳宇宙万物。只有大道才能汇集于明空的虚境。这虚无空明的心境就是心斋。"

坐忘。孔子惊奇地问："什么是坐忘？"颜回答道："忘却强健的肢体，抛却自己的聪明，摆脱身躯并抛弃智慧，从而与大道相通浑然一体，这就叫：坐忘。"孔子说："与万物浑然一体就没有了偏好，顺应万物的变化就没有了偏执，你果真成为贤人了。"（中国纺织出版社《老子 庄子》第149页）

正如你看到的"心斋、坐忘"概念，不仅是名词名称的解释，也是一种心境的注释，同时还是如何实现这种心境的实际指导。它们本身是不是就是一个现代意义上的心理或心理学概念？

近代以来，随着科学技术的高度发展，心理学已进入到可测量、可标定、可量化、可实验、可重复论证的现代科学进程，并在不断地进步与发展。我们在引进学习西方先进心理学理念方面做了大量工作，然而，心理学，特别是心理咨询具有一个特别重要的特性，那就是必须考虑和重视"文化背景"，所以，我们在学习应用现代心理学和心理咨询理念的同时，必须结合我们五千年的思想文化精髓。中华五千年光辉灿烂文化和智慧是我们取之不尽用之不竭的源泉，中华先哲智慧和中华文化源远流长，在自然、历史和社会的存有巨巢中占据重要的位置，相信在现在未来人类的发展中将会作出更大的贡献。

随着社会的进步，生产力的极大发展，物质生活的巨大提高，传统文化中精神心灵心理心性等文化传承正受到社会的进一步重视和发展，社会工作者、心理工作者以及有关的专家学者将会从我们祖先留下的精神文化传承中汲取营养，与现代心理学研究发生碰撞，产生灵性的火花，为人类的心理学发展作出新的贡献。

第二章　心理危机干预的应用与策略

　　在危机事件中，人的情绪会产生急剧的波动和变化，这些波动和变化会相应地在人的躯体上反映出来。比如，对某特定危机事件产生的应激反应，有的人会紧张得发抖，有的人可能茶不思饭不想，有的人会失眠，有的人则会表现出抑郁焦虑等症状。

　　中医实践中的情感情绪护理，其方法主要有说理开导、顺情从意、移情解惑、发泄解郁、以情制情、暗示引导、药食调理等，根据患者的具体病情，选择适当的疏导方法，以达到调理改善身心灵之状况。它的思想与现代心理学理论几乎完全一致，有异曲同工之妙，甚至就是心理学和心理咨询的研究运用和实操的方式方法。虽然那时还不叫"心理学"，而是称为心学或心性，但它就是心理学！心理学和心理咨询仅是一个现代意义上的名称而已。心理学和心理咨询的研究者、教育者和从业者除了引进学习现代先进的心理学和心理咨询理论、理念、和成果外，还应该从我们的先哲和传统文化中汲取养分，这是人类心理心学的鼻祖，是取之不尽、用之不竭的智慧源泉。历史的文化传承糅合现代先进的理论，必将对现代和后现代人类的心理学研究和发展作出贡献。

　　我们的祖先对人的心和心理的变化以及应对方式方法有深刻的认知和理解。其实，在人类发展的历史长河中，我们的祖先为了基因和种族的延续，要面对争夺资源、与自然博弈和生存问题，要与自然、各种飞禽走兽和其他族类作斗争。在长期的生存奋斗中，人类不可避免要经历各式各样的危机和危机事件，生理心理心性随之得以不断演变和进化，发展出各种本能，变得更强大，更能适应环境的变化，也创造了有效的应对策略。社会发展到今天，我们不仅要应对古人要面对的问题，还要面对心理心灵与社会发展失衡带来的诸多问题。

一、危机干预

危机一般分作三类：1. 正常发展的危机。正常的成展过程中急剧变化或转变所导致的异常反应，如：生、老、病、休、大学毕业、收入增加或减少等；2. 情境性危机。罕见或者超常性事件的发生、在无法预见和控制时出现的危机。如：交通事故、绑架、地震、洪水、战争以及亲人意外死亡等；3. 存在性危机。伴随重要人生问题的内部冲突和焦虑。如：生活孤独、失去了再发展的机会、选择性矛盾等。

古人凭借本能和智慧、生存和需要对危机作出应对和反应，现代人则随着哲学、心理学、社会学的发展提出了应对危机的理论和操作方法。实际的操作中没有专门针对危机干预的理论流派，这是一门综合运用的学科，无论哪一种心理学流派，无论哪一种理论，无论哪一种技术，只要适用都可以运用到心理危机干预中。学习掌握应用心理危机干预的理论、方法和技能，是危机干预的重要环节。

我们国家在"5·12"汶川地震后首次提出了"心理援助"的概念，把心理危机干预与主动的援助和公益事业紧密地结合起来，同时也把心理危机干预直接运用到重大危机的心理援助中。

心理援助小组原则上由专业的心理咨询师组成，他们又与当地的社区工作者、社会工作者、志愿者结合，组成相对松散又相互支持的志愿者团队。"5·12"汶川地震的专业心理援助工作组由四川省心理干预委员会具体指导，我曾担任绵竹心理援助组组长，在地震救援现场，与全国各地的心理咨询师、心理工作者、志愿者一起对灾区的干部群众进行心理辅导和心理危机干预。

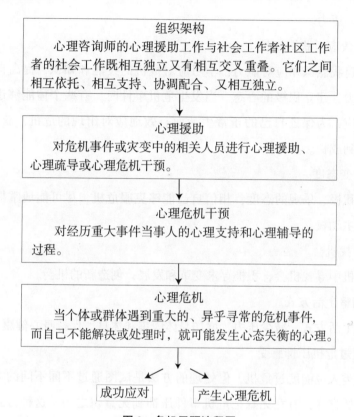

图 2 危机干预流程图

危机事件发生后，距离危机事件中心越近的人，应激反应的症状越严重，但并非所有人都一定会出现应激反应。在现实的危机干预中你会发现，在时间尺度上，危机事件刚发生时，人们的应激反应相对不明显，这时处于危机事件中心的人，以一种本能的形式应对危机。大多数情况下，应激反应需经过一段时间才会逐渐表现出来，而应激反应症状的程度和表现方式也因人而异，这与个体在危机中的应对方式有关。一般来说，个体有诸多应对危机的方式，比如：

1. 寻求支持。

寻求亲友、专业人士、社会组织等的帮助和支持，共同解决问题，减轻个人承担的压力。

2. 有效应对获得成长。

增强自我意识和应对能力，学习应对危机的技能和知识，提高自我意识和控制能力，建立积极的心态。当发生危机事件时，有些个体能够迅速作出恰当的反应，为保证自己的正常生活而有效地应对出现的危机，获得经验，使自我得到成长。

3. 改变态度。

抱有积极、乐观的态度，相信自己能够克服危机，尽可能地掌握控制自己生活的主动权。

4. 寻找机会。

在危机中寻找机会，积极寻求变革和发展，创造新的机会。

5. 调整生活方式。

调整生活方式，减少压力，增加身体锻炼和休息，保持身心健康。

6. 度过危机压抑感受。

有一类人也能度过危机，但处理的方法是试图通过不闻不问的方式掩盖危机事件的存在，有意无意把危机事件压抑到无意识之中。这种方式其实是短暂地掩盖了危机反应带来的痛苦。

7. 无能为力被危机击垮。

在面对危机事件时，无能为力被危机击垮。此时需要有效的心理援助或干预，否则当事人会留下心理阴影。

8. 接受和谅解自己。

接受自己的不足和错误，不要过分自责，尽力改善和修复，同时也要谅解自己的行为和感受。

个体应对危机时应该基于个人的具体情况和危机特性、特征以积极、适用、切实可行的方式来实现。

個体出现一系列身心反应，一般维持6~8周。危机反应主要表现在生理上、情绪上、认知上和行为上等。

↓

人们遇到应激事件时，会调动全身心资源对情境加以判断，并选择战或逃以应对威胁，这种保护性反应称之为心理应激反应。

↓

1.冲击期。发生在危机事件发生不久或当时，感到震惊、恐慌、不知所措。

↓

2.防御期。表现为想恢复心理上的平衡，控制焦虑和情绪紊乱，恢复受到损害的认知功能，但不知如何做，可能出现否认、合理化等。

↓

3.解决期。积极采取各种方法接受现实，寻求各种资源努力设法解决问题。焦虑减轻，自信增加，社会功能恢复。

↓

4.成长期。经历了危机变得更成熟，获得应对危机的技巧。也有人消极应对而出现种种心理不健康的行为。

图3 心理危机应激反应的发展过程

在长期的心理服务和心理干预工作中，中外心理学者针对上述心理危机应激反应的发展过程，总结出应激反应个体的四个阶段和四种表现形式，以帮助心理咨询师和心理危机干预者有效地实施危机干预和提供心理服务。

1. 否定期（一周内）：危机事件当事人处于一种木讷的状态，不相信灾难或危机发生在自己身上。如飞机失事、地震、失去亲人等。

2. 冲突期（一周~一个月）：否定与承认现实灾难反复交替发生，产生心理冲突。

3. 接纳期（一个月~半年）：逐步相信并正视灾难或危机确实发生。

4. 适应期（三个月以上）：接受并适应灾难或危机带来的后果，开始新的生活。

一般情况下，危机发生时，应激反应个体处于一种下意识的应激状态中，在前两个阶段，当事人处于本能的反应状态中，几乎意识不到自己的应激反应需要求助。这两个阶段多以陪伴、人文关怀、心理支持为主，干预者和咨询师所做的工作以聚焦现实问题为主，大多数情况下，扮演的是一个社会服务工作者的角色，几乎不会有心理层面的专业交流，以我们掌握的心理专业知识去尊重、倾听、理解、陪伴、接纳。后两个阶段中，危机事件的当事人或家属大多会恢复自我意识，情绪波动强烈，感受到各种身心失衡反应，这时主动求助或被动需要帮助的情况大大增加，专业的心理危机干预与支持显得尤为重要。

二、危机的评估

心理危机干预过程中，对当事人做心理评估是一个很重要的环节，整个心理重建过程的开展都必须以评估为基础。心理危机干预者必须在短时间内，通过评估准确了解当事人所面对的危机情景的威胁性、当事人的反应以及当事人的应对能力，对当事人的过去和现在的危机状态作出评估，这是进行整个心理重建的前提。此外，心理危机干预者必须适时评估个体的心理健康状态，将评估贯穿于心理干预的全过程，从而了解支持系统的有效性，以确定目前的应对策略是否与之相匹配，是否有必要修正现有的方案或制定新的干预方案。

危机干预的评估一般从以下四个方面进行。

1. 情绪情感。评估当事人在危机事件后的情绪，如愤怒、敌意、恐惧、焦虑、抑郁等。

2. 行为功能。评估当事人偏离常规的行为模式，例如退缩、逃避和缺乏主观能动性等。

3. 认知。评估危机事件对当事人在生理、心理、社会关系和精神方面带来的认知影响。

4. 心理健康状态。评估当事人是否具有正常的社会适应性等。

根据对当事人的评估结果制定干预方案，建立家庭和社会支持系统，方案本身需要做有效性评估。

需要强调的是，在危机事件的不同阶段，评估及方案需要做适时的再评估和调整。

三、危机干预的团队建设

根据我们长期的实践经验，危机干预团队的建设是非常重要的，在以往的危机干预工作中，团队成员曾经出现很多不尽如人意的表现。例如，在灾难后的危机干预中，有些咨询师在与当事人或其家属交流时，自身情感情绪难以控制，甚至比当事人的情绪波动还大；有的咨询师虽有奉献爱心的热情，但缺乏技术技能，在咨询中表现随意，没能给到专业的支持，让当事人感觉到只是陪聊天、给予人文关怀，这对心理咨询和心理咨询的队伍是一种伤害。在 2008 年汶川地震中，前期的心理援助比较有效，受当地居民的欢迎，但是由于当时对专业的心理援助人员需求量很大，有志愿者完全没有心理学背景，只是凭着热情加入心理援助工作中，大多没有经过严格培训和训练，使得后续的心理援助工作效果大打折扣，专业性受到了质疑。在心理援助的中后期，甚至有"防火，防盗，防咨询师"的说法，给心理援助工作的开展带来了极大的困难，造成这种现象的另一个原因，是有些参与干预的专家和专业人士不能系统和持续地提供心理服务，只是蜻蜓点水似的进行一次性访谈，这很有可能对个体心理造成二次创伤。由此可见，组建具有专业素质的危机干预团队和提供持续有效的服务尤为重要。

1. 干预者避免单打独斗。以上现象均与心理援助和心理干预的队伍建设有直接的关系，根据我们在临床应用中的经验总结，心理干预是一个系统且持续的过程，面对危机应激反应人群的不同表现，要考虑心理援助或心理干预的持续性和可操作性，咨询师和心理危机工作者在危机干预中原则上不适合单打独斗，应该在预案中就建立一个危机干预团队。团队的组成人员应以社区人员和心理咨询师为核心，在专业的心理咨询队伍当中，有具备医疗背景的参与者会更好。

"5·12"汶川地震后心理援助组的建立方式，有效地解决了这个问题。上一批心理援助的队员要等下一批队员到达并做好交接工作，特别是需要干预人员的情况介绍和干预措施的注意事项的交接，之后才有序地撤离，保证了系统性和持续性的延续。另外，与当地的心理学爱好者、志愿者、老师、同学组成了有效联盟，他们提供了极大的帮助和支持，积极介绍和动员了需要心理干预和帮助的个体。在与他们的合作中，我们也尽力为他们普及一些适用的心理常识和咨询技能，相互学习取长补短。

2. 干预前制定预案并进行培训。干预之前必须进行针对本次灾难背景及特征的培训，在培训中建议参与心理援助人员首先对自己做一个自我分析，主要目的是探索和认识自己的情绪、情感、敏感点和好奇点，使得自己在心理危机干预当中，能够保持足够的中立态度，维系自身的情绪平稳。同时，还需要认识到自己的软肋，这一点也是非常重要的，咨询师也是人，有所能有所不能，需要知道哪些情况是自己不能面对和应对的，以便在干预过程中及时转介、寻求团队支持等调整。例如，在车祸后，有的家属可能会要求心理援助人员陪伴看望重伤者或死亡人员，如果你有血液恐惧或场所恐惧，要量力而行，寻求干预团队的支持，让有这方面能力和经验的人去陪伴，比如医护人员和警察。培训的另一个重点，是需要把危机干预对话技巧与心理咨询的对话技巧做一个区分。在危机干预中需要特别注意：内容反应，情感反应，特别是共情技术要慎用。

例如，地震后的当事人说："我的妻子孩子都没了，什么都没有了，活着也没意思了。"

干预者说："听起来你很沮丧，妻儿的离开你非常难过。"

或者说："这放在任何人身上都是难以接受的，我能理解你的感受。"

这两种回应较为恰当。

如果咨询师说："我也曾经经历过丧子之痛，我能理解你。"

这是非常不适合的回应，容易让当事人怀疑你的真实性，感到你想用过去的痛苦来说服我接受现在的痛苦。

还有咨询师可能会回应："遇到这样的事，你感觉到很痛苦是正常的。"

这样的回应容易让当事人感受到不被理解，甚至会起到反作用。

3. 去目的化，避免急于求成。在危机干预中，有些干预者希望干预尽快产生效果，这不科学，欲速则不达。前面已介绍过应激反应状态有不同的阶段和个体的差异，这提示我们在干预中不要去否定当事人的感受和想法，让当事人保持希望和幻想有时很重要。时间是最好的疗愈师，随着时间的推移，当事人会逐渐走完应激进程，在这个过程中，咨询师专业性地完整接纳、理解和支持显得尤其重要。最终我们要用专业知识支持、鼓励、陪伴当事人一起走完危机应激过程，以达到动态平衡及自我和解，使其恢复良好的社会适应能力，回归正常的学习、工作、生活和社会交往，回归社会。

四、干预中的可操作性

对于应激反应强烈的当事人，我们可以从调整他的作息时间、睡眠状况等容易见效的方面入手。例如，很多灾难后的经历者都会出现惊恐发作、失眠、抑郁等状态，干预方案可以首先帮助当事人制订作息规划，带领当事人做放松练习，教授入睡的方法，比如快速入睡法、间歇睡眠法、替代睡眠法等。这些具备操作性的干预技术，从细微处入手，可以帮助当事人缓解当下的不良情绪，直接感受到心理干预的效果，起到立竿见影的功效。这些操作性技术需要干预者在平常去学习和储备，你的任何技术技能和知识点都可能在危机干预中得以有效应用。

五、意向疗法、意象疗法与意象对话

意向疗法、意象疗法以及意象对话技术正被广泛应用于心理咨询与危机干预实践中，本书的很多案例也应用了这些方法与技术，例如案例二、案例四、案例五、案例七、案例八都运用到了意象对话技术，取得了较好的效果。尤其是在危机干预的实际操作中，突发事件现场因条件所限缺乏正规咨询室等咨询条件，意象对话的方式便显得更加方便与实用，可以及时有效地帮助被干预者在干预过程中自我探索获得成长。

这一节将对意象对话的理论和应用作简要介绍。

（一）意向疗法（Intentional Therapy）

意向疗法是一种心理疗法，主要是帮助个体识别和澄清他们的生活意图和目标。这种疗法基于这样的理念：当我们对自己的意图有清晰的认识时，我们就能更好地作出符合自己价值观的选择，从而获得充实的生活。

在意向性治疗中，治疗师和患者之间的互动和联系非常重要。治疗师会通过共情、解释和澄清等技巧，引导患者更深入地了解自己的需求，与被干预者一起探索他们的价值观、信仰和优先事项。帮助被干预者确定他们的核心意图，如寻找目的、建立有意义的关系或追求个人成长。

该疗法可用于解决广泛的问题，包括焦虑、抑郁、关系问题和职业挑战。它也可以用来帮助个人度过重大的生活过渡期，如开始新的工作或生活。

在意向性治疗过程中，可能会使用各种技术，如正念冥想、可视化和认知行为疗法。还可能帮助被干预者制定战略，以实现他们的目标并保持对其意图的关注。

对于那些追求更充实的生活并作出符合自己价值观的意向选择的人来说，意向治疗是一个宝贵的工具，它可以帮助他们明确在生活中想要什么，并发展实现其目标所需的技能和心态。

（二）意象疗法（Imagery Therapy）

意象疗法旨在通过激发被干预者的想象力和创造力，帮助他们探索内心世界、理解情感问题和解决心理困境，促进愈合和心理成长。

意象疗法所依据的原则是：心理图像对人们的情绪、思想和行为有强大的影响。在意象疗法中，会引导被干预者通过想象和视觉化的技巧，创造出一个内心平静、和平的场景或者形象，如海滩或森林等，视觉化的内容越具体，取到的帮助效果就越好。

治疗师也可以使用引导性想象来帮助被干预者面对和解决现有的困难情绪或过去的创伤性经历，以探索内在体验和情感状态。想象的场景可以是现实中的某个地方、人物或者物品，也可以是被干预者自己创造的符号或象征。通过这个场景或者形象，被干预者可以更好地探索自己的感受、需求、恐惧和愿望，从而更深入地理解自己和解决内心困惑。

在治疗过程中，还可以使用音乐、声音、味道等多种刺激，激发被干预者的想象力，并帮助他们更好地沉浸在想象中，将他们自己从目前的环境中"移除"或让他们控制自己的环境。同时，还可以通过回顾和讨论想象体验，帮助被干预者更好地理解和处理自己的情感问题和困境。

意象疗法适用于多种情况，如焦虑、抑郁、成瘾、创伤后应激障碍等，也可用于促进个人成长和提高创造力。它是一种非常个性化的治疗方法，因为它要求被干预者积极参与和创造，以便更好地理解和解决自己的内心问题。

意象疗法可以单独使用，也可以与其他形式的疗法结合使用，如认知行为疗法或基于正念的疗法。它已被证明对治疗各种心理健康状况很有效，对于希望改善其整体健康状况的个人来说，是一个有价值的工具。

（三）意象对话

意象对话的发展历程相对较短，始于 20 世纪 90 年代，由美国心理学家 Vija Bergs Dainis 所创立。

在此之前，意象疗法和意向疗法都已经被广泛应用于心理治疗领域，但是它们各自存在一些局限性。意向疗法主要侧重于行为的改变，而意象疗法则更注重情感体验。因此，Dainis 将意向疗法和意象疗法相结合，创造了一种新的心理治疗方法，即意象对话。Dainis 在她的职业生涯中，致力于探索人类内在智慧的力量和潜能，以帮助人们实现更加自我完善的生活。

在意象对话中，引导个体进入深度放松状态，并通过与个体对话来探索其内在的意向和意象，以帮助他们解决心理问题。这种方法旨在帮助个体更好地理解自己的内心世界，提高自我意识和情绪管理能力，并解决内心的冲突和挑战。

虽然意象对话的历史相对较短，但它已被广泛运用于心理治疗和自我探索领域，并取得了一定的成效。

几乎在同一时期，我国的心理学教授朱建军在心理咨询和治疗中也开展了意象对话技术的研究和应用，取得了良好的效果和成果。

总体说来，意向疗法更侧重于人际关系的建立与沟通。在意向对话中，人们会采用一系列技巧和方法，如倾听、共情、表达自己的感受和需求等来建立更深入的对话。这种对话强调互相尊重和理解，不是为了争论和辩论，而是为了更好地了解彼此的立场和需求，并尝试找到共同的解决方案。意向对话通常用于情感问题、关系问题、沟通问题等方面。这种对话方法要求参与者以开放的态度来面对问题，并以诚实、尊重和理解的态度来交流，以便更好地解决问题和促进关系的发展。

意象对话除了关系的建立之外，更侧重于被干预者与自我内在的交流与联系。是一种基于想象和内在对话的心理治疗方法。它的起源可以追溯到 20 世纪 70 年代，加拿大的心理学家和治疗师 Vincent Matthew Fontana 和美国心理学家和治疗师 Robert A. Neimeyer 开始探索使用意象和内在对话来帮助患者探索和解决情感和心理问题。他们将意象对话疗法描述为一种"双重实体"的方法，旨在帮助患者探索和理解他们的内心世界，并将这些体验与现实生活联系起来。

随着时间的推移，许多其他心理学家和治疗师也开始在意象对话疗法领域作出贡献。其中包括艾伦·坎宁安和约瑟夫·萨尔瓦托雷等人，他们将意象对话疗法应用于不同的临床环境和人群中，并开发了各种不同的意象对话疗法技术和方法。

今天，意象对话疗法已成为心理治疗领域中的一种常见方法，被广泛用于治疗各种情感和心理障碍，包括焦虑、抑郁、创伤后应激障碍、自我认知等。虽然它的技术和方法在不同的治疗师和机构中可能会有所不同，但它们的核心思想始终是通过想象和内在对话来帮助患者探索和解决情感和心理问题。

在本书的案例中，我们更多地应用了意象对话的技术，您会看到梦境、儿时的创伤、情结、退行、潜抑了的记忆，通过意象对话技术让它们显意识化、合理化起到很好的效果。

（四）意象与意象对话

意象的使用在心理治疗中有着悠久的历史。在 18 世纪，梅斯梅尔（Mesmer）和早期的催眠术实践了想象和暗示的治疗方法，尽管他们错误地将效果归结为动物的磁性。在 19 世纪，皮埃尔·詹尼特开创了使用意象干预的先河，对经历过创伤的人进行治疗，用技术来代替积极的图像来替代创伤性的图像。在整个 20 世纪，意象技术被使用催眠的治疗师广泛使用，包括美国约翰·沃特金斯开发的广泛使用的"情感桥"（affective bridge）技术。卡尔·荣格对意象的使用是受到他自己生动的梦境的启发，而意象和戏剧化也出现在德国心理学家弗里茨·珀尔斯创立的格式塔疗法（Gestalt therapy）中。

（五）意象与中华传统文化

而在中华民族五千年的文化传承中，现代心理学的很多观点，包括意象，早已被我们的先哲们自如应用，并且用文学、哲学等方式记录和表达，流传至今。在《诗经》《道德经》《庄子》等经典中，意象对话俯拾皆是。

比如《诗经》里凄婉缠绵的爱情诗《蒹葭》《月出》，借用秋色、月亮、芦苇以及流水、沙洲等用意象和意象对话的方式，用优美的诗句唱出迷离的意境和惆怅的心境，表达了对心上人的思念之情。把人的心理和感受真实而动人地表现出来。

蒹 葭

蒹葭苍苍，白露为霜。所谓伊人，在水一方。溯洄从之，
道阻且长。溯游从之，宛在水中央。

蒹葭凄凄，白露未晞。所谓伊人，在水之湄。溯洄从之，
道阻且跻。溯游从之，宛在水中坻。

蒹葭采采，白露未已。所谓伊人，在水之涘。溯洄从之，
道阻且右。溯游从之，宛在水中沚。

月 出

月出皎兮，佼人僚兮。舒窈纠兮，劳心悄兮。

月出皓兮，佼人懰兮。舒忧受兮，劳心慅兮。

月出照兮，佼人燎兮。舒夭绍兮，劳心惨兮。

通过对水、伊人、月亮和佼人的形象进行交错的描述，表达了一种内心
的情感变化。

《庄子》中有关意向和意象对话的表述也是被应用得出神入化，比如大家
非常熟悉的《庄周梦蝶》：庄周梦见自己变成蝴蝶，一只翩翩起舞的蝴蝶，他
感到十分愉快和惬意！忘记了庄周是谁。突然醒过来，惊慌不定间才发现自
己是庄周。不知道是庄周梦中变成了蝴蝶呢，还是蝴蝶梦见自己变成了庄周
呢？庄周与蝴蝶，必定是有区别的。这种转变就叫作"物化"。（摘自《庄
子·内篇》）

《老子》《庄子》中很多篇幅都在应用意象和意象对话的方式表述其哲学
思想和体系。

如《庄子·内篇·逍遥游》："野马也，尘埃也，生物之以息相吹也。天
之苍苍，其正色邪？其远而无所至极邪？其视下也，亦若是则已矣"。其中的
"野马也，尘埃也"指的是一种无常的、短暂的存在。而"天之苍苍，其正色

邪？其远而无所至极邪？"则是在探讨天地宇宙的本质和真相。《逍遥游》描绘了一种超越生命与宇宙的视角，表达了庄子深邃的哲学思考和释然的态度，旨在让人们认识到自己的渺小和宇宙的宏大，放下纠结和烦恼，从而达到一种超然的境界。

《庄子·外篇·在宥》："大人之教，若形之于影，声之于响。有问而应之，尽其所怀，为天下配。处乎无响，行乎无方"。诗中用意象的手法描述，有德行的人教诲应该像影子与形体、响声与音响之间的关系一样，能够对学生进行有效的引导和启发。

当我们仔细去品味这些经典的时候，会深深地体会到，先哲的思想和哲理充满意象和意象对话的精髓，与现代心理学的意象对话有异曲同工之妙。他们的轻松驾驭和娴熟应用，我们不得不为之感到惊叹。

更精彩的是禅宗五祖弘忍传衣钵给六祖慧能祖师的故事，六祖偈语："菩提本无树，明镜亦非台，本来无一物，何处惹尘埃。"是我们中国文化传承中对意象、意向和意象对话的登峰造极之作。

作为心理咨询师或心理工作者，在运用意象对话时，除了学习和掌握相关理论和技术技能外，对意象和意象对话的理解、实际练习和体验也很重要。比如说，你对梦境、对退行、对正念冥想、对情结、对联想、对放松等等的理解运用能力和自身体验，对意象对话的使用会有很大的帮助。因此，心理咨询师和心理工作者的自身修养和体验是必须坚持的功课。

心理咨询五大原则

1. 保密原则。

2. 有诉求的原则（不求不助）。

3. 不能有双重关系的原则。

4. 终止和转介的原则。

5. 收费的原则。

第三章　心理危机干预者的自我关怀与成长

作为心理咨询师或心理工作者，在危机事件中或心理危机干预过程中，你或多或少会受到危机事件和危机应激反应当事人的影响或伤害，因此，你需要自我保护、自我关怀以及自我成长。前面我们已经谈到，危机干预最好以团队或组织的方式开展工作，作为团队中的一员，在任何情况下你都会得到团队的支持和协作。虽然如此，你作为心理危机干预者，还是需要做好生理心理、技术技能的各种准备，要有充分的思想准备去应对各种复杂或突发情况，尽量避免或减少把自己（包括生理心理）暴露在危机和危机干预的伤害中。

一、知识储备

心理危机干预与心理咨询一样，是一个应用范畴的专业工作。心理学和心理咨询理论流派众多，或许你更擅长某个理论或流派，但是在危机干预中，无论哪种理论哪个流派，只要合适，只要你会用，就是好的方法。危机干预是一个全方位应用的工作，有些技能可能不属于心理学范畴，只要对危机干预有效，被当时个体所接受，一样也可以应用，不分流派与理论，适用实效更重要。至于所使用方法及技能的特性与特点，过后再去总结吧！那个时刻，帮助个体最重要，解除当事个体的危机更重要。

到这里你也许看出来了，在危机干预中，理论性和专业性的间接经验很重要。你的生活阅历、经历、经验，你知识储备的广博，你应对困难和问题的能力，将会帮助你建立起良性互动的干预模式，在危机干预中发挥重要作用。

二、识别正常的危机应激反应

从心理干预的专业角度来说，心理干预工作者除了要具有专业的心理学知识，还必须学习关于危机及哀伤的知识。林德曼（美国心理学家，危机治疗方法创立者）1944 年提出关于危机的基本理论，特别强调了灾难后行为反应是非正常状况下的正常反应，是可以理解的，通过适时有效的心理干预和重建工作，可以得到缓解，甚至康复。他否定了当时流行的一种看法：表现出危机应激反应的人应当被当作心理异常或疾病来加以治疗。其实，在危机事件中，有危机应激反应是正常的，这些"正常的"反应包括：总是不由自主地想起已故的亲人；将自己当作已故亲人；内疚和敌意的种种表现；日常生活表现出一定程度的紊乱；有些躯体化症状的出现。这些危机应激反应超出了个体的心理韧性，超出了个体的应对能力，影响到正常的社会适应功能，这时，当事人就应该求助。因此，危机干预者需要明确，当个体的应激反应超出了正常的生理和心理状态，影响了正常的生活和社会适应功能，那就需要干预或治疗。

而现实的状况是，一些单位领导、学校老师、社工组织，甚至心理机构的同行，一旦有某种灾难或危机发生，不是科学地做好危机干预的预案和准备，而是照本宣科、机械性地一味强调危机中的当事人和家属需要危机干预，完全忽略了危机应激反应的发展阶段和当事人个体应对能力的差异性和相应的心理需求。在这个信息横流、媒体传播爆炸的时代，大造危机和危机干预的舆论，大大小小的各种心理机构和社会服务机构争相公布心理热线，有意无意间引导了大众的从众心理，增加了紧张气氛，加重了公众的危机感。其实，危机事件的当事人及家属有危机应激反应是正常的，至于是否需要干预和治疗，需要做进一步的评估。何况，在危机应激反应四阶段中的前两个阶段，人们尚处于一种急性反应"木讷期"，几乎不会有需要干预的愿望。

那么，专业的心理干预团队和心理咨询师应该如何具体实施危机干预呢？我的建议是：观察——陪伴——评估——筛查——再观察——再评估——再筛查。让当事人的危机应激反应随时间的进程自然发展，在这个过程中逐步筛查发现需要干预和治疗的人，再进行适当的干预和治疗。需要强调的是，过度的关注可能会导致你的当事人对你产生依赖或移情，这种情况在心理危机干预中出现的概率比平时的心理咨询要大得多，因为危机事件和灾变中的当事人和家属，心理更脆弱，更希望得到依靠。作为专业的心理工作者，你必须时刻提醒自己遵循"无害原则"，不要给当事人造成二次创伤。

三、充分认识自我

如前所述，一个心理咨询师应该，或者说是必须，在开始咨询从业前对自己做一个深度的自我心理分析，进一步地认识自我，特别是对自我的性格特征、创伤、防御机制、情结、退行特征等有所了解，以保证自己在咨询工作中能够保持中立，用专业的精神为社会服务。下面呈现的自我分析问卷，是我和我的团队收集参考相关资料，精心总结编制的。完成问卷表，就是一个自我认知的过程，它对一个心理咨询从业者是非常重要的。如果有专业的、有经验的分析师或督导老师帮助你一起完成这个问卷，效果会更好，因为有经验的督导老师会根据你的每一个问答，适时提出进一步的问题，帮助你更深地发掘自我。

心理危机干预的专业人士，在参与危机干预工作之前，除了上述自我分析外还需要对自我的情感敏感点、稳定性、个人好奇偏向、是否有某些特定的恐惧和偏好等有所认知，这样可以明确自我能力的界限，明白危机事件和危机干预中哪些情况你能胜任、哪些不能胜任、哪些最好回避或转介。这既是对他人负责的态度，也是一种自我保护。目前，这方面尚没有比较成熟的量表和问卷，根据我的经验，要做好对自我的深度了解，行之有效的方法是，你需要找一个具备精神分析和个体心理学应用经验的督导老师或分析师，帮助你做一个自由联想，特别是儿时记忆和成长经历的自由联想和分析，这样可以发现了解你性格特征背后的许多因素以及你的敏感点、好奇点、情结、创伤等；根据你的人格特征，制定你在危机干预中的注意事项，以避免自己受到心理伤害和被干预者受到二次伤害。

心理咨询师深度自我分析问卷

请认真阅读以下问题，并认真思考你最真实的答案。

1.你了解你的价值取向吗？

2.从事心理咨询师工作能给你带来什么？

3.你觉得自己的哪些个性或人格特征适合从事心理咨询工作？

4.你觉得自己的哪些个性或人格特征阻碍你成为心理咨询师？

5.你的职业理想是什么？或者说除了心理咨询师，你还想从事什么职业？

6.你对良好沟通的理解是什么？

7.目前为止，你具有哪些角色？这些角色的特质是什么？

8.你最喜欢什么角色？你最反感的角色是什么？你想成为什么样的角色？

9.回忆你到目前的人生历程，你是否带着一些未曾愈合的心灵创伤？

10.你是如何处理这些心灵创伤的？

11.如果来访者与你有同样的心灵创伤，你会有什么样的感受？（可以找到类似问题，让信任的人讲述给你，以观察自己的真实感受。）

12.你最不能忍受的事情或观念是什么？

13.在与人交往过程中，你的好恶会左右你的情绪吗？

14.你对自己的评价是什么？

15.对于自我的认知，你更偏向于接受他人的评价还是自己的评价？

注:对于以上分析，如果你感觉自己进行得不是很顺畅、很透彻，可以请有经验的咨询师或督导老师与你共同完成。

四、宣泄与升华

心理咨询行业流行一种说法，咨询师大量接触来访者的负面情绪，无形中成为负面情绪垃圾的倾倒对象。而咨询师这个"垃圾箱"很快就会被填满，所以心理咨询师需要寻找自己的分析师，以宣泄处理掉那些负面的东西。根据我长期的实践经验，分析师的意义更多是帮助咨询师获得人格上的成长。一名合格的心理咨询师，除了要发展出一套应对处理"负面垃圾"的方式外，更应该培养发展你的升华能力。按照弗洛伊德"本我——自我——超我"的理论，我们既可以通过"本我"把各种"负面垃圾"宣泄释放掉，也可以把它们转化升华为"养分"加以吸收，以扩大我们的心胸和视野，加强我们的职业素养、审美能力、专业能力和职业道德感。因此，学习并培养"升华能力"，是专业心理咨询师必须具备的能力，这一点在危机干预中显得尤其重要。进一步说，在危机和危机干预过程中，很少有机会让你"倾倒垃圾"，所以在平时的知识积累和技能储备中，就要养成审美和超我的转化能力及习惯。

如何去培养这种升华的能力和习惯呢？相信心理学专业从业人员对马斯洛人本哲学中的层次需要理论并不陌生。但是，很多人也许不熟悉马斯洛对"高峰体验"的论述。这里强烈建议你，在你的知识储备中，要学习马斯洛的"高峰体验"以及"高峰体验"的 16 种特征形态，并在日常工作学习生活中留意那种被马斯洛称之为摆脱了一切怀疑、恐惧、压抑、紧张和怯懦的"短暂时刻"。"最重要的一点也许是，他们都声称在这类体验中感到自己窥见终极真理、事物的本质和生活的奥秘，仿佛遮掩知识的帷幕一下子被拉开了。"

高峰体验是人本主义心理学家马斯洛在他的需要层次理论中提出的一个专业术语，用来表述人们在追求自我实现的过程中，在基本需要获得满足后，达到自我实现时所感受到的短暂的、豁达的、极乐的体验，是一种趋于顶峰、超越时空、超越自我的满足与完美体验。

通过学习高峰体验，你的审美意识和能力就会得以提升，你的心胸会变得豁达，升华的体验和能力得以提高，你的亲和力会大大提高，你会更愿意帮助他人。高峰体验可以帮助你在日常工作中，特别是心理咨询中正向地去消解或升华你的负面情绪。

高峰体验的部分特征

1.感觉自己比任何其他时候都更具有整合性。

2.感觉到自己正处于力量的高峰，自己的一切力量均获妥善运用并发挥到极致。

3.有一个细微而不显著的差别现象，能轻松自在、毫不费力地发挥功能，自然天成。

4.比任何其他时刻更勇于负责、更活跃进取、更能成为自己一切活动及感知的创造中心。

5.享有最大的自由，不再受制于心理障得、内心压抑、忧心、恐惧、怀疑、拘束；不再有所隐藏或保留，更不必受制于自我批判与受挫感。

6.更能率性而行，更具表达力，行为也更天真纯朴。

7.个人是活于此时此刻中的，在许多方面都最能脱离过去与未来的束缚。

8.对自然环境、艺术和美学有敏锐的感知和欣赏能力，从中获得心灵愉悦和灵感。

9.能够全神贯注地投入到目标活动中，忘记时间和周围的干扰，追求心流状态。

……

第四章　自杀预防

社会经济的高速发展极大地丰富了人们的物质生活，同时人们对精神的需求也越来越高。现实生活中，工作、学习的压力越来越大，各种冲突越来越多，包括心理的和精神的冲突，自杀的倾向也因此大幅度上升。

本书以危机干预为主题，而自杀的预防和危机干预是其中重要的一个部分，也是绕不开的重要话题。

在本书的写作过程中，我接待了好几个关于如何帮助自杀者或如何对自杀危机进行干预的咨询，更有社区工作者、教育工作者、心理机构的同行提出建议，希望我把自杀危机干预和预防作为本书重点来写。

有朋友说："王老师，现在太需要这方面具有可操作性、指导性的知识内容了。现在的小孩不知怎么搞的？动不动就抑郁甚至想自杀。"

自杀危机干预在本书的案例中有较全面的呈现，对干预过程、技术与策略、技巧运用、原则等都做了较详尽描述。这一章将自杀预防和动因作为重点与大家交流探讨。

在中国人的习惯中，自杀的话题似乎是禁忌，多以回避的态度去应对。这种态度与文化背景、情感情绪等诸多因素有关，也与生命可贵、人生难得的观念有关，从心理学的角度来说是与死亡恐惧有关，特别是与对自我伤害、自己结束生命的恐惧有关。我们经常会听到这样的说法：有死的勇气，怎么就没有活的勇气呢？

先要做一个说明，我们所讨论的情况，不包括那些医学上鉴定为精神分裂症、器质性病变引起抑郁、人格分裂等病理性的人群，也要排除遗传因素、基因变异、脑损伤、智力因素等不属于心理咨询范畴的人群。

叔本华说："我们不能断言，某人遭遇到偌大的不幸，恐怕会闹自杀吧！或者，这么芝麻大的小事，大概不至于造成自杀吧！话说回来，一个人快活和忧郁的程度，并不是任何时候都相同。这种变化，也并非由于外界事物，而应归于内在的状态"。（《叔本华谈人生得失》）

叔本华认为，人类，因为具备理性，必然产生对死亡的恐惧——求生意志是人类最内在的本质。

是什么让一个人有"勇气"自我伤害甚至自杀呢？

一、挫败感缺失

近些年以来，有抑郁情绪或被界定为抑郁症的人数呈上升趋势。同时，患者却有向低龄发展的趋势。在我们的咨询中就曾遇到小学五、六年级的小学生抑郁或试图自杀的案例，甚至有年龄更小的孩子被医院诊断为抑郁症，觉得"活着累，没意思"。

本该是快乐的童年，衣食无忧的青少年，为什么会郁郁寡欢甚至患有抑郁症、焦虑症、人格障碍呢？且人数越来越多，有增无减？很多人会把它归结为学习压力和成长压力的沉重，在我看来这是一种非常片面的托词。

排除遗传等不可控因素，造成这种现象日益增多的最主要因素是什么呢？是压力本身吗？不是！人的成长过程中有压力是正常的，没有压力是不可能的。随着年龄的增长，人的心理韧性和耐受力会越来越大，这意味着承受压力的能力也更强了。然而，现实中很多人的表现似乎恰恰相反。承受压力的能力与成长过程中克服挫败感和战胜困难的能力与体验有关，培养学习这种能力至关重要。遗憾的是，太多的家长护犊心切，生怕孩子"走弯路"，要求他们做听话的"乖孩子"，代替他们做各种决定，代替他们成长，从而使孩子变成一个几乎没有成长体验、没有压力承受力、不愿意接受挫败的人。

这种能力缺失是造成抑郁或自我伤害的诸多原因之一。

二、成长的焦虑

（一）成人意志

在实际的咨询服务中，很少有单纯为孩子学习问题来咨询的情况。一般是孩子产生了某些较严重的行为问题、社会适应功能问题，出现了抑郁焦虑、人格障碍等情况后，才会想到寻求心理帮助和支持。许多家长习惯性地把他们自己的成长模式和成人式的社会认知强加给孩子，希望自己的孩子少走弯路，美其名曰是"为你好"。殊不知，在这种理念支配下，家长有意无意间把自己成长的缺失、对现实的焦虑烦恼、成人式的不满和担心强加在孩子的成长过程中，其本质实则是在满足成人的愿望。不知不觉中，他们的孩子渐渐地丧失了自我，迷失了方向。这类孩子不是在为自己生活、学习、交友乃至游戏娱乐，他们所做的一切都是在满足成人们的要求和欲愿。他们从未满足过自己的内心，从未满足过与成长同行的属于自己的愿望。

当他们独立面对生活、学习、社会交往时，一旦遇到困难和问题，就会手足无措甚至自我否定。这时他们的内心痛苦且空虚，除了父母他们不知道可以跟谁述说或寻求帮助。假设这时候孩子向家长倾诉他的困惑和情绪，家长的反应就显得至关重要。如果你用成人式的方式去评判、告诫或否定，这对孩子将是一个空前的打击，会加剧他的自我否定意识。如果这样的事件一次又一次地发生，孩子将会变得孤独、痛苦和焦虑。

叔本华在谈到人生的苦恼时说，人心的满足感愈欠缺，愈希望别人认为他是幸福的人。一个人的愚蠢到了这种地步，要以他人的所思所想，当作努力的主要目的，这种完全的空虚，从常言的虚荣一词，原意即为空虚、乌有表现出来——人生的烦恼纵是如此的瞒人耳目，有时候却也无比明晰，然又那么令人绝望，却连逃避的场所都没有，只有接受他的慢慢宰割。

（二）虚荣心

随着抑郁症、焦虑症以及自杀的情况越来越普遍，这类的咨询和干预求助也逐步增多。有很多人问到同一个问题：王老师你做了那么多这方面的咨询和干预，以你的经验，你认为这类人有没有共性的特点？每当有人问到这个问题时，我脑子里总会跳出一个词——"虚荣心"。

根据马斯洛的层次需要理论，人在满足了基本的生理生存需要、安全需要、归属感和爱的需要以后，会有较高的自我价值和自我实现的需要。现实中，一些家长、学校老师以及其他各类人群把相互攀比变成一种自我价值的体现，这本质是虚荣心在作祟，而社会上许许多多的操作在无形中推动和加强了这种虚荣心。比如，学校分数排名、各种才艺班培训、各种补习、升学率、小孩说大人话等等，都是炫耀和攀比的资本。有些家长甚至把孩子的长相、身高、什么时候会走路、几岁说话也拿来比较。这种比较满足了大人们的虚荣心却让孩子成了牺牲品。

在日常的危机干预中常常见到这样的情况，一个高级知识分子家庭，或职业受人尊重的军人警察家庭，或道德感极高很注重名誉的家庭，他们在教育培养自己的孩子时，特别注重家庭原有的"光环"，要求孩子的外在表现一定要按照成人的意志，演绎出他们需要的模样。即使家庭内部问题再多，情感分裂甚至相互伤害到难以忍受，也要表现出虚假和谐的样子以维护成人和家庭的虚荣。更普遍的现象是，孩子必须"优秀"，在学习成绩上要名列前茅，在其他方面也要出类拔萃。殊不知，不管出生在什么家庭，孩子的优势和兴趣爱好、学习能力均有个体差异，他们一旦不能满足成人的愿望，一旦挫败感强烈，很可能会丧失信心，否定自我，甚至否定家庭。常听到家长说：王老师，他不愿好好读书，现在连学都不去上了，我以后怎么见人嘛！孩子却说：我从小就为他们的面子而活，做什么都要满足他们的要求和面子。我再也受不了了，就是不上学，他们越要我做什么我越不做什么，我就是要让他们难堪。

家长的虚荣与孩子的自我需求，是对立的矛盾。虚荣一旦落空，虚荣心无法维系，家长的失落与不满情绪将直接转嫁给孩子，这就容易让孩子感到无助和愤怒，产生空虚感、孤独感，出现抑郁和焦虑的情绪。有时候，虚荣的本质是为了掩盖自己的自卑。

叔本华在谈人生得失时说："日常经验告诉我们太重视名誉正是一般人最常犯的错误，人们经常计较别人的想法而不太重视自己的感觉，虽然后者较前者更为直接。他们颠倒了自然的次序，把别人的意见当作真实的存在，而把自己的感觉弄得含混不明……他们希望在间接的存在里得到真实而直接的结果，把自己陷入愚昧的虚荣中，而虚荣原指没有坚实的内在价值的东西。""我们每做一件事，首先便会想到别人该会怎么讲？人生中几乎有一半的麻烦与困扰就是来自我们对此项结果的焦虑上。这种焦虑存在于自尊心中，人们对它也因日久麻痹而没有感觉了。我们的虚荣弄假以及装模作样都是源于担心别人会怎么说的焦虑上。"

担心虚荣心破灭，因此产生了各种焦虑，一旦虚荣心真的破灭了，这些焦虑情绪即刻转化成抑郁。这样的人在焦虑和抑郁中挣扎，很可能在某一天就发展成焦虑症、抑郁症患者，一个说不清道不明的诱因，也许就可能引发自杀的行为。

三、与人合作的能力

先讲一个故事。有一个小女孩，自她上幼儿园起，爸爸妈妈就教她认字识数，她基本都能满足家长的要求。上小学一年级后，她的成绩不好，排在全班的后几名，没有达到父母的要求而总被斥责，从此她的快乐童年消失了，作业成了她最大的噩梦。每天放学后她第一件事就是完成作业，只要出错就要挨骂，做错了必须重做，无论晚上几点钟，她的父亲或母亲会一直守着她做作业，不做完不许睡觉。长此以往，孩子对做作业产生了惧怕心理，越怕越紧张，作业的出错率也越来越高。到了小学二年级，成绩依然没有提高，为做作业经常被父母吼骂，后来发展到被打；三年级时成绩更差了，被父母打骂的次数也越加频繁。据邻居说，几乎每天都能听到小女孩哭喊和讨饶的声音，不时也会听到爸爸妈妈声嘶力竭的吼声。邻居们从未见过这个小女孩与别的小朋友一起玩耍。

小学四年级的时候，有一天奶奶送她去上学，有人问奶奶："这是您孙女吗？怎么那么乖！"小女孩一双水汪汪的大眼睛惊恐地看着那个说话的人，然后怯懦地躲到奶奶的身后。奶奶对她说："叫人啊！"小女孩羞怯地、用几乎听不到的声音喊道："阿姨好！"，然后赶快把头埋进奶奶的衣服里。

上初三以后，她得了重度抑郁，再也不愿跟人说话，也不会为做作业哭闹了。这时，她的父母再也不用骂她打她了！

每天的作业变成了这个女孩的噩梦，她父母的操作不但没有提高孩子的学习兴趣和能力，反而让她失去了接触学习之外的其他爱好和展示天赋的机会，客观上让小女孩远离了小伙伴，没有了交友、游戏和正常的社会交往。家庭的教育模式让她缺失了社会支持系统，成人对她的否定让她在青春年华之际，自我否定进入一种空虚状态。她从未得到过尊重，也没有感受过人的尊严和人情温暖。不知道哪一天，她是否会彻底否定自己的价值乃至生命？

人具有社会属性，是一种不能独立生存的动物，社会化是人成长过程中最重要的课题。家庭是社会的最小单元，父母和家人是孩子最早接触、也是接触最多的社会人，对孩子的成长养育过程就是他不断社会化的过程，为他成为一个灵魂自由、人格健全、社会适应功能良好的人打下基础。这个过程除了学习各种文化知识、生活生存技能外，更为重要的是学习培养与他人合作的能力。这种合作能力的培养，首先要从与父母的合作开始，无论吃喝拉撒、游戏，包括学习本身，都是孩子与父母的合作过程，也是父母培养孩子与他人的合作能力的过程。毫不夸张地说，合作能力的培养才是人生成长的第一要务，它比学习成绩重要得多。遗憾的是，在现实社会中，我们看到太多的家长，也包括一些老师，只关注学习成绩，欲把孩子培养成学习和考试的机器，导致孩子的世界里只有学习成绩的好坏，完全不懂得需要与父母家人、老师同学及社会合作同行，不懂合作、不愿合作。

不知合作、不会合作，也是当今抑郁焦虑、自伤自杀的因素。

无论你的家庭状况如何，只要有孩子，首先都必须要培养他与家人的合作意识和合作能力。试想，你的孩子连自己的父母家人都不愿合作、不能合作、不敢合作，那么，你还能指望他将来会与老师、同学、领导、室友合作得很好吗！如果他不愿与你合作，对于你的最大愿望——好好学习——他会配合吗？他的学习成绩会如你愿吗？

在自我伤害的危机干预中，当事人，特别是青少年，在实施自我伤害之前，几乎想不到他需要别人帮助，这与他缺乏合作意识和合作能力有很大关系，并且在日常的生活学习中他本身就缺乏社会支持系统和资源。

在我所经历过的未成年人自我伤害危机干预中，绝大部分当事人几乎没有合作意识和意愿。

四、心理韧性与心理承受力

在自我伤害危机干预中，经常遇到生活工作中发生的"发展性危机"，比如家庭战争。成人之间的争吵、家暴、婚变、经济纠纷、贫困以及乱伦、性侵害等，会对孩子造成痛苦并让他们心理受到伤害。这种心理伤害，有些会在成长过程中"固着"形成某种"情结"；有些会使孩子"退行"拒绝长大；有些会直接转化为现实中的各种不良情绪和行为。

心理危机干预中，我们看到许多社会的、家庭的、经济的、婚姻恋爱的、人际关系的、学习的压力给人们带来的痛苦和烦恼，如果这些压力造成的痛苦，超出了一个人的心理承受能力，那么他就可能"发疯"甚至自杀，这就触及了人的心理韧性和心理承受力的问题了。对于快乐和痛苦，不同的人有不同强度的受容性或接纳度，面对同一件事情，有人会痛苦绝望，另一个人却能一笑了之。每件事情的结果不是好就是坏，一个人十次努力九次成功，还是不快乐，他在懊恼失败的那一次；另一个人仅成功一次，却能在这次成功里获得安慰与快乐。在生活中，一方面我们要尽量减少或控制外在施加的痛苦和压力，另一方面，也要培养抗压能力和心理韧性，这是人生必不可少的课题。忧郁的人，他的心理韧性和心理承受能力相对弱。假若生活和生命带来的痛苦或苦难超出了某个人的承受度，而他对这种现实生命中的痛苦或苦难的恐惧超过了他对死亡的恐惧，他就会选择结束自己的生命。

对于养育孩子而言，无论父母们有什么样的理由和借口，包括学习和生活中所谓的"都是为你好"，只要是造成了孩子的忧郁，那就是在把他推向自我否定的痛苦深渊。这种痛苦深渊不仅危及他本人，同时也危及家庭和社会。

五、自杀的预防

排除遗传、病理等因素外，造成自我伤害或自杀的原因有很多，也很复杂，归结起来主要是两个方面：一是对现实痛苦的恐惧超过了对死亡的恐惧；另一种是否定自我价值，进而否定生活，否定生命。

那么，自杀预防就应该从上述两个方面入手：一方面要降低外在压力，减少痛苦和恐惧，培养、增强心理承受力；另一方面，在人生的整个成长过程中，学会尊重生命、尊重人性、尊重社会、尊重自我，体现人性的光芒，体现自我的人生价值。

要大力传扬人生难得、生命宝贵，热爱生命，珍惜生命。借用一句疫情期间的时髦语言：健康是你自己的，你是健康的第一责任人，你要为你自己的健康负责。我们是不是可以这样说：你是你生命的主体，珍惜生命，珍惜自己！

言之易，行之难。在现实的自杀危机干预和预防中，我们能做些什么呢？

（一）知识普及，队伍建设

把心理常识和自杀预防、危机干预知识普及到学校、农村、工厂、机关；建立心理骨干队伍，重点培训；寻求社会资源支持，并与相关的心理机构建立长效的互动机制。

（二）根据具体特点制定危机干预和预防的规划和预案（以学校为例）

针对学生特点制定入学心理测评以及日常测评的计划并实施。（需要强调的是，对重点关注人员的筛查，一般有两种情况。一种是以心理学知识为背景的日常发现，也就是在日常生活学习和社会交往中，性格情绪突变，知行意不相吻合，出现抑郁、焦虑等神经症症状以及幻听、幻视、幻觉等精神症状等；另一种是计划中的心理测评筛查出来的疑似人员。这两类人员都要做进一步的访谈或咨询跟踪服务，根据情况制定下一步的措施，转诊、干预、重点服务、适当关注、定期评估等。）

很多情形下，上述措施不能筛查出有自杀危机的可疑人员，大多数情况下我们不知道谁有这种可能性，更不可能知道会在什么时候发生，这是让老师、家长、医生、心理工作者、社区工作人员最头疼的事。特殊情况下，明知他有自杀的可能，但无法预判是否发生、何时发生，也许永远也不会发生。这就需要制定有针对性的预防措施和建立有效的、可实施的社会支持系统。

再讲一个未成年人受害家庭心理危机干预的故事。

一个四年级的女生被其表哥性侵。家人欲为其表哥减轻罪责，在有关部门的问询中，瞒说女孩的情绪和行为与受侵害前相比较几乎没有变化，始终强调事件对这个受侵害的女生没有造成身心灵的创伤。具体办案的警官始终认为这种说法不正常，不合情理，希望做进一步的调查。经有关部门和上级批准，邀请了这方面有经验的心理老师进行家庭辅导和心理危机干预。

女孩在妈妈和姐姐的陪同下一起来到咨询室，她坐在妈妈和姐姐中间，始终牵着妈妈的手，脸上带着笑容，眼神有一丝丝发直，不仔细观察很难发现。交流中姐姐表现强势，责怪妹妹多动、学习不认真、不听话等；妈妈表现得温顺和蔼，表示小女儿一切正常，说话间不时回头看看小女儿。在征得她们三人同意后，妈妈和姐姐先到休息室休息，老师先与小女孩交流，但母亲紧紧地抓住女儿的手久久不愿松开，流露出担心的神情。心理老师和一个女老师与小女孩单独谈话（安排女性助理协助是事先的设置）。这个谈话不会涉及与案情有关的内容，其目的主要是了解孩子现实生活学习状态，特别是社会支持系统状况，帮助她建立和扩充支持系统，建立有效的安全网。明确遇到问题困难的求助方式方法，告知其要有求助意识等。

老师问小女孩，遇到问题和困难时希望得到谁的帮助？她没有回答；又问她喜欢与谁亲近，她说是姐姐。老师问她，姐姐刚才说话那么凶你还喜欢和她亲近啊？她说平时姐姐不这样。心理老师问她，平时和妈妈亲近吗？小女孩没有回答。老师这时也没有再说话，而是静静地等待，似乎是在等待她的回答。过了一两分钟，小女孩眼眶里突然泪如泉涌，脸上的表情自然松弛下来……

当再次请妈妈和姐姐进入咨询室时，小女孩自然地走到母亲身边，面带笑容地坐在妈妈腿上。女孩似乎是本能地亲了妈妈的脸一下，刚才她泪如泉涌的一幕仿佛没有发生过。

如果你是心理工作者，你会发现，这个小女孩已经发展了一套"表演型人格"的特征。她的"掩饰性"超过了任何一个专业的演员。她的家人的操作和对她的操控，正在分裂她的人格。

类似这种情形，会不会有一天，当这个女孩再也演不下去时，她既痛苦又厌倦——她决定结束自己的生命？这是自杀、自我伤害预防中最难防范的一种情况。我们不知道她会不会自杀，更不知道什么时候、什么事件或是哪个人哪句话成为压垮"骆驼"的最后一根稻草。

（三）建立有效的社会支持系统

建立和扩充社会支持系统，是预防自我伤害、预防自杀的危机干预中行之有效的重要部分。家长、老师、心理咨询师要和孩子一起制定针对他们特点的社会支持系统。这个支持系统应该包括家庭（需要时可以扩大到亲戚）、朋友、同学、老师、社区社会、心理机构以及求助热线，特别是自杀预防求助热线，通常是提供24小时服务，任何时候都能求助。后面的案例中，对系统建立的具体操作过程和方法，有详细的描述。

（四）压垮骆驼的最后一根稻草

无论外在压力的痛苦还是内心积压的厌倦，产生的原因多种多样、千奇百怪，但都有一个累积发展的过程。完全即兴的、没有前因的自杀几乎没有，无论是因为痛苦还是厌倦，一个人欲做出自杀的行为都是很艰难的，这就给自杀危机预防提供了一个解除危机的窗口期。在这窗口期内，人的情感、情绪、行为会有明显改变或非常态的波动，这种改变和波动是一个信号，提示周围的人要给他关爱和关注。

在众多危机过后的交流中发现，当事人在实施自伤自杀的行为前，一般会有一个触发其行为的诱因事件，可能大到某种冲突，也可能小到别人的一句话。这就要求我们的社会、学校、家庭在日常的教育中给予孩子正向表达，学会理解他人、尊重他人。每一个人都需要有荣誉感，尊重他人就是尊重自己，尊重生命就是尊重社会、尊重自然，这是人性荣誉的基础和原则。

叔本华在他的书中说："我们所有的焦虑、困扰、苦恼、麻烦、奋发努力几乎大部分都是因为担心别人会怎么说。"他又说："喜欢侮辱别人，这种人实是具有坏的品质的人。"一个自残自杀的人往往感觉遭受了侮辱，换句话说，感觉被侮辱就是压倒他的那根稻草。这固然是自残自杀者脆弱的表现，同时也提醒人们，在与有抑郁焦虑孤独情绪，对生活生命表现出痛苦、厌倦的这类人交往中，需要注意自己的言行。

从危机干预的角度来说，需要完整地接纳，表现人性的温暖、人文的关怀。

（五）审美意识

审美意识和审美能力是人们抵御人生苦难和痛苦的良药，是忧郁感、孤独感、厌倦感的溶解剂，是慰藉心灵的良方。哲学家、思想家、诗人、文学家从自然、社会和人生的苦难中看到"美学"的精神，升华出美的意境，为人类展示了生活的意义。

在危机干预中运用绘画、音乐、文学艺术作品的交流互动，有时候会起到意想不到的效果。对那些忧郁孤独的人，在自我慰藉调整中，我们会以作业的方式让他写下自己的情绪、感受、想法、愿望等，不限文体和形式，日记、散文、诗歌、随笔、绘画都行，然后与他人分享。这既是一种宣泄方式，也是审视自我的审美方法——宣泄与慰藉同时发生。

在日常的生活学习中，要努力去发现、发展孩子的审美意识。提高他的审美意识和能力，就能提高他的心理韧性和心理承受力，降低自残自杀的风险。

至于危机干预的具体操作、技术技能运用以及理论知识的发挥，在本书的案例中有详尽的呈现。

六、紧急应对

在现实的工作、生活和咨询当中，可能要应对自杀的紧急情况。自杀者在付诸行动之前，可能会产生情感情绪波动、痛苦挣扎、自杀危机求助或自我愿望的安排或者自杀者认为的告别。这个时候，如果是面对面，首先要稳住当事人，然后寻求社会资源的帮助，比如家人、老师、同学、朋友等，请他们协助并报警，原则是不要刺激当事人，产生情绪的进一步波动。选择当事人感兴趣的任何话题进行交流，如果没有其他话题，可以和当事人直接讨论他的自杀计划和自杀方案，这样他会觉得自己的自杀的念头是可以被接纳的，暂时降低他的自杀冲动。

如果是电话或网络沟通，话题和上述相同，以达成稳住当事人为目的，然后寻求其他人尽快赶到现场实施救助。

在紧急应对中，尽量让当事者发泄他的情绪，不做好坏对错的评判，肯定他的情绪价值。比如说因为失恋的自杀者，会以死亡为代价来惩罚对方或惩罚自己，你可以表达"如果我是你，我也会和你有同样的感受"。如果在交流过程当中能够通过发泄、澄清、反思、明确等技巧，让他降低情绪冲动，尽快派出干预人员到现场实施救助。在大多数紧急情况下，当事人的想法和情绪是极其混乱的，只要他愿意和你保持交流，那就是有效的。但是也要做好当事人随时结束通话的思想准备，这时需要一些引导性的话题，如：你现在感觉如何？你会用什么方式结束你的生命？你的计划是什么？

当援助人员到达现场后，与当事人近距离接触或能控制当事人的自杀行为时，应尽快寻求社会其他资源的帮助，比如报警、就医、服药或心理危机干预。

现实情况可能会很复杂，会超出我们的想象和预期，学校和有关的社会机构应该提前设立紧急情况下的危机干预小组和机制。

快乐原则

快乐原则由精神分析之父弗洛伊德提出，指的是人本身对追求快乐避免痛苦以满足自身生理及心理需要的本能追求。

人们都被"快乐原则"（The pleasure principle）所驱使。快乐原则让我们倾向于获得身体和情感上的愉悦，并远离那些让我们感到不开心的事物，例如乏味的工作和严格的纪律。但是，如果不受任何约束地遵循这一原则，我们最终可能会去做一些冲动而危险的事情。因此，弗洛伊德认为，我们需要向"现实原则"（The reality principle）妥协。

虽然每个人都必须遵循这一现实原则，但是每个人所遵循的程度可多可少。他把那些难以适应和处理现实原则的人称为 —— 神经症（Neurosis）患者。神经症患者往往也处理不好快乐原则，或者按照弗洛伊德的话来说，他们压抑了快乐原则。

弗洛伊德说："从严格意义上讲，我们所说的幸福来自于我们能够最高程度地满足自己的需求，即，我们能够突破的限制。"

第五章　疫情心理危机干预与预防

疫情灾变与地震、水患、火灾等灾难不一样，有其自身的特殊性与复杂性，特别是我们都经历过的新冠疫情，它通过呼吸道传染，无所不在，任何暴露人员都有可能被感染。

由于它是新病毒突发的疫情，对于人类是全新的考验。人们的心理特征与心理预期也有新的变化。

1. 不知所措、恐慌、焦虑、无奈、愤怒等情绪；

2. 观望、自我防御机制强化、疑病；

3. 社会适应能力减退，内化否定性，外化攻击性；

4. 对社会的期待增高；

5. 对有关疫情的各种信息、流言、矛盾报道过于关注并产生内心冲突。

基于上述特点，对心理咨询工作和有关疫情的心理危机干预的开展有了更高的要求，必须制定相适应的策略。

1. 在遵循心理咨询和心理危机干预的相关原则的基础上，首先要做好自我的防御。防止在心理工作和危机干预中，自己成为被感染者和传播者。由于此次新冠疫情的传播特点，面对面的干预和咨询大量减少，或应尽量避免，以电话、网络咨询为主。

2. 由于信息过载，不实报道、谣言四散、信息前后不符，虚假信息横流，给人们带来的内在冲突增多，产生各式各样的替代性创伤，需要做好宣传和心理疏导工作。

3. 因防疫需要，部分学校、班级、小区、单元等被暂时管控、封控、静态管理，使得同区域内被管控的人群相对集中，其心态会随着时间的推移发生波动从而导致意外情况出现。这一类别的个体心理波动的心理干预，在本案例集中有所呈现。

需要强调的是，在以班级、楼栋为单位集中管控的区域内，人数多，人员复杂，个体的状况和需求不尽相同，做好他们的心理疏导和干预以配合疫情防控工作需要，是心理工作者面临的新挑战。

做好社区工作人员与心理工作者的相关培训，改善他们交流的技巧和能力的训练，会减少许多不必要的对立情绪和矛盾冲突。

在疫情期间，由于疫情的传播特点，不能面对面地交流沟通，电话、微信成为主要的联系沟通方式，既可以减少不必要的接触，又可以节省时间和人力。然而，如果交流的方式和态度不得当，就会变为无效沟通，导致误会和对立情绪，达不到交流的目的。

4. 根据疫情的特点制定行之有效的心理疏导和危机干预方案。

下面是某学校心理老师在疫情管控期间，请我为他们制定以班级或住宿单元楼为管理单元的心理疏导和预防方案。

疫情心理防御手册——————————————————————

（1）了解防疫的知识和相关规定，配合当地防疫的要求。我是自己健康的第一责任人，保持身心灵的健康是我的责任和义务。

（2）保持积极乐观的心态。（可以根据不同的人给出适合他特点的建议，如写心情日记，听音乐，室内锻炼等）

（3）自我照顾。根据防疫要求调整制定作息规划。规划中除了日常工作学习时间外，需要包括娱乐、休闲时间，特别重要的是要有适合自己和环境的运动时间。强调一下起床和睡觉时间最好与平常工作学习时间一致。

（4）自我和解。学习一点适合自己的放松方法，如正念冥想、自我鼓励暗示等。最好在自己的规划中有十到十五分钟的放松时间。如果有任何身心反应都应该及时调整，也可以求助专业心理老师。

（5）尽量少关注或不关注非主流的各种碎片式的信息，要有理智分析判断的能力和意识。

（6）如果产生了孤独、烦躁等不良情绪，应该通过各种方式与他人交流沟通，也可以用电话、网络等与专业人士交流。

（7）建立社会支持系统，提倡正向交流阳光心态，积极面对、互相帮助。

（8）建立安全港机制。如果是学校班级、楼道群或某个被封闭的群体，每天可以固定时间打卡问候（安全港机制，打卡的人表示已安全进港；也可以分级，一般分三级就够了。A 代表很好/B 代表一般/C 情绪低落）。心理辅导员、老师或值班人员要分别与 C 和未打卡的群员单独沟通，询问其现实状况和感受。发现问题及时上报，提请应对策略。最好与有经验的心理老师单独交流指导。

（9）如有需要，鼓励参加志愿者活动。

备注：从第 2 条至第 9 条都可以有细化的具体项目和条款。

----

5. 根据疫情的变化与特征，人们有序恢复了正常的生活工作学习状态，结束了持续三年的线上办公、线上教学、线上交流的模式，一下子恢复到面对面工作、学习、交流的正常模式，这种生动的、真情实感的互动模式是人们期盼已久、既熟悉却又陌生的状态。当真正进入到这种状态时，许多人又产生了诸多的问题，特别是生理适应问题、社会适应问题、人际关系问题，他们均出现不同的失调，有些甚至是错乱。就像一个长期卧床的人，终于可以走路，激动与兴奋之情难以言表，当他走出家门，突然发现阳光、河流、树木、鲜花似乎还是以前的样子，又好像不是以前的模样了。到底是什么不一样，又记不清楚，最让他困惑的是，他自己走路

的样子似乎也跟过去不一样了。

在本书写到这个段落的时候，学校刚刚开学不到两周。一个高二的男生抱着对学校生活的憧憬、对与同学见面的期待、对教学教室的美好幻想、对隔壁班女生的思念，带着家长的期盼和祝福终于回到了学校，回到了教室。让所有人都没想到的是，开学才短短的十天，这个男生就把自己关在自己的房间里，声称不去上学。他在跟同学打电话时提到过"不想活了"，在家表现出情绪低落与愤怒交叉波动，一会儿沉默不语，一会儿与爸爸妈妈发生激烈对抗和争吵。妈妈通过各种渠道了解到，开学后一周，他喜欢的隔壁女生告知他，他们从来没有开始过，也不存在结束，希望他不要想多了，好好学习，不要再联系了。他约最好的朋友打篮球，朋友说跑不动，不想打，要打自己打。因为习惯了晚上玩手机睡得晚，上课时打瞌睡被老师当着全班同学的面批评，于是记恨、讨厌该老师。由于他不去上学，妈妈只好请假在家陪着他，怕他真的做出什么出格的事来。在家待了三天后，妈妈征得他的同意请了心理老师对他进行了心理疏导。

这个男生的情况就是典型的社会适应性不良的表现。三年来很多人习惯了线上办公、学习、交流等模式，在面对面交流时会出现诸多的不适应。从虚拟的世界回到真实的现实生活，许多线上适用的有效沟通方式（网络语言），特别是情感交流方式（表情包），在线下失去了魅力，在面对面交流时完全用不上。生活、工作、学习中的人际关系、人际交往、交往方式发生了变化，人们要学会处理好现实中的各种关系，重新适应社会成了一个新的课题。

以学生为例，首先，学校老师应该引导学生做一个适合他们年级特点的每周作息规划，包括学习、娱乐、锻炼、自习、班会等内容。除了必需的项目外，空白时间暂不规定为好，以后再根据情况逐步调整和补充。规划中最重要的是起床和睡觉时间，养成按时睡觉、按时起床的习惯，对他们尽快适应新的学习生活会有很大帮助。

第二，有序开展有针对性的班会、讨论会、阅读会、分享会以及其他文体活动，让学生和老师们尽快地适应近距离互动交流的正向体验。有条件的学校最好能开展一些心理团体辅导，帮助学生们找到集体学习、生活的感觉。这类活动还能使习惯了网络沟通的孩子们找到现实沟通交流的有效途径。

第三，有意识地培养学生的专注力。习惯了线上教学，手机、电脑已经成为他们学习生活中不可缺少的一部分，突然要求孩子们坐在教室里集中精神地听老师授课，的确很难即刻适应，这需要为不同年级的同学制定适合他们的放松训练和专注力训练。如何让学生尽快恢复和适应正常的学习生活，可能是学校近期的一个重要课题。

第四，提高健康保护意识。你是你自己健康的第一责任人，你也是你生命的主体和责任人，珍惜健康，珍爱生命，珍爱自己，尊重他人应该是每一个人的自觉意志。目前还处于与疫情共存的时期，要学会自我保护，尊重规律，避免盲从，提高识别能力和勇气。

叔本华曾说：健康、青春和自由是人生最宝贵的东西，值得你拥有。

> 庄子曰："人不忘其所忘而忘其所不忘，此为诚忘……"
>
> 意即：人们不会忘记应该忘记的东西，而忘记不应该忘记的东西，这才是真正的遗忘。

> **破窗效应**
>
> 一幢有少许破窗的建筑，如果那些窗不被修理好，可能将会有破坏者破坏更多的窗户。最终他们甚至会闯入建筑内，如果发现无人居住，也许就在那里定居或者纵火。环境中的不良现象如果被放任存在，会诱使人们仿效，甚至变本加厉。这个现象，就是破窗效应。

第六章 重大灾难及替代性创伤

重大灾难事件的发生，由于类型不同，严重程度各异，其发生后给人们造成的伤害和影响也会有所不同，因此，对灾难事件的应激反应也随受影响程度的不同而具有不同的特征。

一般情况下，受灾变影响人群可分为以下五大类。

1. 与灾难零距离接触、亲身经历了灾变的人群，以及因灾变失去亲人的家属。

2. 灾难发生后的各种亲历者，包括救援应急队员、政府工作人员、军人、医务人员、社会工作人员、心理工作者、媒体和新闻工作者等。

3. 与灾难救援相关的人员，如电力维护、道路维修、通信保障、医疗保障、物资保障保供人员等。

4. 灾区非伤亡人员的家属与亲人，以及上述救援保障人员的家属亲人等。

5. 通过媒体报道关注灾区受灾情况的人。

从以上分类可以看出，当重大灾难发生后，几乎所有人都会或多或少地被灾难事件所影响。灾难对不同人群造成的伤害越直接，他们的应激反应便越强烈，越需要心理援助。现代社会信息传播迅速快捷，各种资讯来源混乱，真假难辨，给人们带来的冲击变得比任何以往都要强烈，使更多的人产生了某种"替代性创伤"。

往平静的湖水里扔一块小石子，泛起的水波纹由近而远逐渐扩散，越靠近中心点，水波纹越密集；随距离的增加，水波纹逐渐递减，越向外冲击力越小，这是有名的"涟漪效应"。灾难的影响犹如"涟漪效应"，处于灾难中心零距离的人群受冲击最大，受影响最严重。他们处于水波纹的中心，当水波纹向外扩散，首先波及的是他们的家属和亲人，受到的影响程度自然要比其他人群大。

本章选取了两个典型案例，一个是回国留学生关注其留学地发生的踩踏事件，引起了替代性创伤。另一个是地震震中的幸存者，灾后一个月左右产生了应激反应。

我们试图表明：

1. 无论你是灾难事件现场的亲历者，还是身处遥远的关注者，你都可能会产生应激反应，刺激源可以是灾害本身，也可以是各种灾害的画面和资讯。只要你产生了应激反应，你就是你自己应激反应的"小石子"，你就成了你反应的中心。

2. 有些引起应激反应的外在因素可能已处于"波纹"的末端，其冲击力已经大大减弱，但它却可以唤醒人们在成长中那些藏在潜意识里的创伤、情结、自卑感、情绪等因素，由此导致较大的冲击，从而产生某种应激状态。

3. 在现实的咨询和干预中，常常会遇到这样的个体，一些成长中的问题也可能是应激反应强烈的诱因之一，从而危机干预后期往往会转入成长问题的咨询。

4. 心理咨询师和社会工作者在危机干预工作中也可能产生替代性创伤或其他某些伤害，因此，心理工作者、社会工作者或者危机事件中的志愿者需要提高自我保护意识并进行相关培训。提高自身的觉察力，充分地认识自我以尽可能地避免自己成为"替代性创伤者"。

很多情况下，让我们感到痛苦或伤害的不是环境本身，而是我们对环境的认知。有时候，不是遭遇本身，而是我们对遭遇的看法让我们快乐或痛苦。

难以承受的记忆

—— 留学海归女生的替代性创伤

> 创伤记忆完全不同于普通的记忆。普通记忆是会随时间改变和衰退的生命故事，创伤记忆则是再现的身体感觉与动作，伴随强烈的恐惧、羞耻、愤怒和崩溃等消极情绪。心理创伤的痕迹不是储存为一件过去发生的坏事情的叙述，而是一种被体验为直接威胁到生命安全的身体感觉，而且这种威胁感会发生在此时此刻。
>
> —— 彼得·莱文《心理创伤疗愈之道：倾听你身体的信号》

案例介绍

25岁的Ann，曾在韩国留学，学成后回国，现在是某大公司的白领，工作和生活都比较如意。2022年10月29日晚，韩国首尔的梨泰院发生了严重踩踏事故，电视报刊连续而详细的追踪报道，强烈地冲击着她。首尔是她留学的城市，她在那里学习和生活了四年，报道中的图片和视频里不断出现她非常熟悉的街区里发生惨不忍睹的踩踏情景；同时，在她的留学生微信群里，不断有同学从当地发出更真实、更刺激的视频。她被这些信息包围，心理受到很大冲击，出现了悲伤、震惊、恐惧等一系列的身心应激反应。症状持续了一段时间，让她的工作和生活都受到了很大的影响。经朋友介绍，她联系王老师前来咨询。

咨询过程

第一次咨询

Ann 准时如约来到了咨询室，她打扮精致、时尚，又透着几分内秀。精神显得有些疲惫，眼眶发青，面色有些发暗。咨询师请 Ann 先简单介绍一下自己的情况。

Ann 说："王老师，我之前在首尔留学，回国还没多长时间。这次的踩踏事件您看了吗？那个地方曾经是我和同学经常聚餐、泡吧的地方，我很熟悉。"

咨询师："我也在新闻里看到了踩踏事件的相关报道，你看到后有什么感受？"

Ann："我看到自己熟悉的街道，那些跟自己一样大的同龄人在视频中痛苦的表情，里面可能还有很多跟我身份一样的同胞，我觉得非常非常难过，刷着新闻我就流泪了，太可怕了。"

咨询师："你感到不舒服主动寻求帮助，非常好，感谢你对我的信任。"

然后，咨询师向 Ann 详细介绍了心理咨询的保密原则等相关原则。Ann 表示理解和认同。

咨询师："刚才听你说，你是从新闻里了解到这次事件的；除此之外，你还从其他的渠道看到过类似的或者更详细的内容吗？"

Ann："是的，我还看到了其他渠道的报道。我虽然已经回到国内，但是首尔还有许多同学和朋友，他们在留学生群里发了很多的内容，有当地新闻媒体的报道，也有朋友在梨泰院现场拍的视频，比国内媒体报道得更详细更惊人，那些视频太可怕了。"

咨询师："你看了这些报道有什么感觉？"

Ann 激动地说："我的一个韩国朋友当时就在现场，他在群里描述到，他身边一个矮个子的女生被踩倒了，痛苦不堪地尖叫，他想救她却无能为力，只能恐慌无助地看着她慢慢地停止呼吸直到死亡，现在他情绪很崩溃。我听到后整个人都不好了，那是我与同学朋友经常去的地方，如果我没回国，我极有可能会出现在那里。这几天我总在想象，如果我在现场，窒息身亡的可能就是我自己了，我第一次体会到死亡离我如此之近，非常恐惧。这两天晚上常常被这样的噩梦惊醒，醒来后浑身都是汗，很长时间都不能再入睡。"

咨询师："看得出你是一个富有同理心，共情力很强的人，所以，我能理解你会有一种身临其境的感受，甚至有一种身在现场的绝望和痛苦。危机事件后可能出现一定的应激反应，所以你现阶段睡眠质量不好是正常的。"

Ann 表示，这几天周围的朋友对她的过度反应有些不解，而现在，她内心的痛苦与焦虑能够得到咨询师的理解，Ann 感到了一丝安慰。急切地说道："是的，老师，我脑中浮现的都是在同学群里视频中看到的各种画面，那些狰狞的表情，绝望的哭喊，惊慌的呼救，堆成一座小山一样的人，这些情景一直缠绕着我，就像电影一样在我脑中循环播放。"

咨询师："我能不能这么理解，你昨晚几乎就没睡着，现在有很疲乏的感觉？"

Ann："是有一点困，但是还好啦，我想睡也睡不着，闭上眼睛总会出现联想的画面，想象我这么单薄的女生，在那种情景下，会被挤成什么样子？我害怕这样的事会降临到我的身上。"

咨询师："非常理解你现在的心情，你是留学生，曾经在那里学习生活过，又看到很多同龄人和同胞的不幸遭遇，很难不感同身受。由于这些原因，你过度关注这个事件，可能产生了替代性创伤。"

> **替代性创伤**：在目击大量残忍、破坏性场景之后，心理损害程度超过其中部分人群心理和情绪耐受极限，而间接导致的各种心理异常现象。替代性创伤是由同理心引起的创伤体验，是一种与他人的痛苦相联结的感觉，当把自己放在他人视角上，我们仿佛是他们的一部分，体验到了他们的情绪。这种情绪体验在一方面可以让我们理解和照顾他人的身心，但另一方面也容易让我们自己受到伤害和负面影响。

Ann："我看了事件的报道后感到很不舒服、很难受，却又忍不住地去搜索各种相关的信息，群里发的内容我都会点开看。"

咨询师："不停地翻看相关事件的负面信息，是进入应激状态的表现。如果你没有经过特殊训练，没有专业人员及完善的社会支持系统的支撑，应该避免过多地暴露在过于残酷的信息流之下，否则会导致情绪过度卷入。你过度关注这次踩踏事件，是造成你痛苦的主要原因。"

Ann 若有所思，然后说："好的，明白了，老师。但是在首尔有我很好的朋友，我又忍不住想去关心、关注他们。"

咨询师："关心和挂念好朋友，这是人之常情，但我们可以改变关心的方式，你可以通过电话、微信、短信联系你关心的朋友，了解他们的现状，表达安慰。不要不停地去翻看视频和图片，这样可以很大程度上避免视觉上的冲击及恐怖感。"

Ann："懂啦，我尽量按您说的方法去试试。"

咨询师："另外，你平常遇到困扰时，会主动跟谁交流？"

Ann："会的，会跟我妈妈说。"

咨询师："非常好，你可以把你的这些感受跟妈妈倾诉一下。"

Ann："嗯。"

咨询师："除了妈妈之外，还有谁可以说呢？"

Ann："老师，没有了，一般遇到困惑就是跟妈妈说一说。"

咨询师："同学或者朋友呢？或者是闺蜜？"

Ann 想了一下说："出国前我倒是有一个闺蜜，那时我们聊得比较多，现在都比较忙，很少交流了。"

咨询师："你愿意跟她倾诉和交流你现在的感受吗？"

Ann："可以的。"

咨询师："亲戚当中有没有可以给你心理支持的人？"

Ann："有个表哥，小时候经常在一起玩，一起长大，也经常聊聊工作上的事，他能够理解我。"

咨询师："非常好，那我们现在做一个简单的约定，当你又出现心理不适或不良反应时，要主动跟妈妈、闺蜜、表哥交流，其中任何一个人都行。"

Ann 点点头说："好的，没问题。"

咨询师又追问："还能想到其他可以倾诉、交流的人吗？"

Ann 有点疑惑："实在是想不到了。"

咨询师："那你今天来这里干什么呢？"

Ann 恍然大悟，笑着说："哦，我懂了，还可以找心理老师交流。"

咨询师："对的，必要时可寻求专业人员的帮助，就像你今天所做的一样。"

　　要求来访者与他人交流，是帮助来访者建立和扩充社会支持系统。

　　建立社会支持系统的意义在于为个人、家庭和社区提供必要的支持和帮助，以增强他们的生存能力，抵御挑战和克服困难。

咨询师："针对你现在的状况，首先要注意保暖，因为在应激状态下，体内的能量会快速丧失；其次做一个近期的作息规划，让自己的身体、情绪、作息稳定下来，最近一周保持有规律的生活，做一些适当的户外有氧运动。"

Ann："好的，我会注意的。"

咨询师："为了改善你睡眠不佳的状况，现在我带你做一个放松、自我入睡的训练，可以吗？"

Ann："太好啦，我一直都想学正念放松训练。在留学的时候，因功课紧张，也经常会失眠。"

咨询师开始引导："好的，我们现在开始。请将你的身体保持在你感觉到舒服的状态，以你感觉最舒服的姿势坐着，手和腿都不要交叉，做三次深呼吸，吸……呼……眼睛微闭，舌尖轻轻接触到上颚。"

咨询师继续慢慢引导："全身自然放松，头放松，面部表情放松……从头到脚放松……现在想象有一束光从你头顶向下扫描，一直扫描到脚部。这束光扫描到头、眼睛、鼻子、嘴唇、颈椎、胸部……想象光扫描到的每一个部位都很温暖和放松。"

Ann 认真地跟随咨询师的引导，略显僵硬的身体逐渐放松。咨询师继续引导："放慢你的呼吸，继续想象光的扫描，光从头顶向下扫描你的全身，慢慢地扫描直至脚部。你的整个身体感受到了温暖和轻松，你感受到自己进入了温暖的梦乡。"

"放松……入静……现在你可以安心地睡一会儿。"

Ann 安静地入睡，呼吸变得均匀，面部表情非常放松。

五分钟后，咨询师用十分缓慢的语气说："你感受到了全身温暖，你感受到了梦乡的宁静。再给你五分钟，安心地再睡一下……"

十分钟后，咨询师说："现在，你已经睡了十分钟，请你慢慢睁开眼睛。坐直身体，搓搓双手，做洗脸的动作，然后将双手重叠放在肚脐前，感受丹田发光发热。"

看着 Ann 认真做完这一系列动作，王老师问道："现在有什么感受？头晕或者心慌吗？"

Ann 慢慢睁开双眼说："不晕呀，也没什么不舒服的。王老师，我真的睡着了，觉得睡了好长时间，现在觉得肩膀没那么沉了，轻松了好多。"

咨询师："很好，你还记得刚才的整个过程吗？"

Ann："大概记得的。"

咨询师："记得就好，从今天开始，如果又失眠了，你自己就做刚才做的练习。这个练习的重点是，无论你睡着没睡着，都起到放松肌肉、让大脑休息的作用。它是一种替代睡眠法，即使你没完全睡着，它也能起到睡眠的作用。"

Ann 表示她会按这方法去做。

本次咨询结束。

第二次咨询

过了几天，Ann 又打电话来预约咨询。

Ann 如约来到咨询室，这次是她的闺蜜陪着一起来的。咨询师观察到 Ann 的状态不太好，没等咨询师说话，她的闺蜜先开了口，说："王老师，Ann 这两天显得特别脆弱，一直要我陪着。"

咨询师问 Ann："上次我们约定的内容，你做得怎么样了？"

Ann："王老师，我按您的要求，没去看那些引起我不舒服的新闻和事件的画面，有事就直接与朋友打电话。"

王老师："很好。睡眠情况怎么样呢？"

Ann："我坚持做您教的方法，效果还不错，睡眠中身体会发热了，不是那么紧绷了。但是，从两天前开始，我突然产生了一种恐惧感，特别是在停车场停车时，会莫名其妙地紧张，浑身发抖，出冷汗，甚至不敢自己一个人去停车场。恐惧感一直伴随我，不得不打电话给朋友，让她来陪我。"

王老师问她的闺蜜："你看到她的时候，她是什么状况？"

闺蜜："她给我们的印象一直都是一个女强人的样子，可是前天见到她时，她像变了个人似的，说话很虚弱，走路非要牵着我的手，像个小女孩，感觉她是生病了。"

王老师点了点头，问 Ann："你在这次停车之前，有没有感觉到自己有什么变化？"

Ann 小声地说："没太留意。"

王老师："在停车之前，你去过哪些地方，现在还能回忆得起来吗？"

Ann 想了一会儿，说："王老师，我只去了超市。哦，现在想起来啦，在超市的电梯上，人很多，那个时候我好像就开始紧张了。"

王老师："是人群拥挤让你感到紧张吗？"

Ann："好像是。"

王老师："现在，请你放松身体，做三次深呼吸，回忆一下还有没有其他类似的场景让你感到紧张？"

Ann 闭着眼睛慢慢地做深呼吸，然后说："我总能想到梨泰院的踩踏事件。"

王老师："这个我能理解，再仔细想一想，除了梨泰院踩踏事件，还有没有类似的场景。"

Ann 想了一会儿，突然抓着闺蜜的手说："我想起来啦，两年前在韩国的地铁里，我和我当时的男友在出地铁站的时候，不知道发生了什么事，人群突然躁动了起来，大家互相推挤、喊叫着拼命往出口涌去。我也被人群推挤着上了电梯，慌乱之中，我想抓住男朋友的手，但是我找不到他了，我那时感到非常恐慌和无助，也有一种孤独感。后来，我跟他分手也是因为这件事，我变得谨慎，不信任这个男生了。"

王老师若有所思，说："哦，听得出来，这是一个让你很难过且影响很大的经历。"

王老师问她闺蜜："你最近有时间陪着你的朋友吗？这两天她无论去哪里都需要有人陪伴，这对她很重要，可以帮助她降低紧张焦虑的情绪。"

闺蜜："她这几天确实离不开我，我会尽可能地去陪她。"

王老师："太好了。现在我想和 Ann 单独交流一下，你们觉得可以吗？"

两位女生表示可以，闺蜜离开了咨询室。

王老师问 Ann："在你经历了那次地铁事件后，是否还碰到过其他让你感到紧张的场景？"

Ann："好像没有，就是看到很密集的、熙熙攘攘的人群以及听到嘈杂的吵闹声都会让我感到很紧张，有时想起这样的情景也会紧张。"

王老师："能不能用你自己的语言形容一下你的紧张状态？"

Ann："梨泰院事件发生后，只要在人多的地方，我就会觉得特别的焦躁、莫名的紧张，希望身边有个人可以依靠。有时候也会有恶心、喘不过气、想呕吐的感觉。"

王老师："针对你的情况，我们先来做几个约定，对你会有一定的帮助。1. 尽量有人陪伴，避免独处环境；2. 最近一周不去人多的场所，避免拥挤与嘈杂的场景；3. 最近别开车，主要是担心你注意力不集中，造成危险。"

Ann："前两条能做到，但第三条有点麻烦，我也想到过不要开车，但是我现在又特别害怕乘坐公共交通工具，人多让我觉得紧张。"

王老师："嗯，如果必须要出门办事，可以请朋友陪你一起去，请朋友开车，这样会安全得多。"

Ann："好，这没问题，我闺蜜能陪我。"

王老师："我非常能理解你现在无法控制的恐惧与孤独的感觉，这是在应激状态下的正常反应。为了减轻这些症状，我们近期要避免任何刺激你、导致你产生紧张情绪的场所、影像、声音等。"

Ann："好的，我会认真地去做。"

王老师："与上一次来咨询时相比较，你今天的状态有了一些变化，对于上次说的踩踏事件的关注度有所降低，转而更多地关注自己的现实状况了。你自己有这样的感觉吗？"

Ann想了一会儿，说："好像是。"

王老师："你觉得你是在担心什么呢？"

Ann："我也不知道。按照上周您给我的建议，我很少去关注踩踏事件，效果的确很好，那几天我感觉到非常轻松。可是，后来又出现了现在的这种状况。"

王老师："这可能是踩踏事件对你造成的替代性创伤，唤醒了你的某些不良记忆，所以你才产生了现在的焦虑表现。"

Ann："好像是这样的，我也这么觉得。"

王老师："在日常生活中碰到其他事情，你会不会也往自己身上去联想？比如看电影时或看到好朋友失恋伤心时？"

Ann有点不好意思地说："会的，我刷剧或者看电影时，最容易掉进剧中情节里去，入戏很深，有时候会哭得稀里哗啦。"

王老师："你现在的状态，是因为你把想象的灾难性结果当成现实来面对，从而让自己很绝望。你需要把现实和想象做一个区分，就像看电影一样，将剧情与你的现实生活区分开。"

Ann："王老师，你不知道，我一直为我的这种性格苦恼，看电影会跟着剧中人物哭，看到朋友同事碰到尴尬的事，我也会觉得自己很尴尬。我很想改变，但是我不知道怎么区分想象与现实。"

王老师："知道墨菲定律吗?"

Ann："知道的。"

王老师："说说看。"

Ann："好像是越怕什么越来什么，是这样吗?"

> **墨菲定律**：心理学效应，由爱德华·墨菲于 1949 年提出，基本观点是，如果有两种或两种以上的方式去做某件事情，而其中一种选择方式将导致灾难，则必定有人会作出这种选择。
>
> 在咨询中主要应用墨菲定律的积极方面。

王老师："对的，请你回去思考一下，关于负面的信息，怎么去正向地应用墨菲定律，希望你不要去做选择不好结果的那个人。"

Ann："好的，我回去想想。"

王老师："另外，要坚持做上次教你的睡眠训练。"

Ann："我一直在做，会继续做下去。"

第二次咨询结束，并约定了下一次咨询的时间。

第三次咨询

王老师和助手事先为 Ann 的咨询准备了一些辅助道具，包括停车场、剧院等系列图片。

Ann 和朋友准时来到咨询室，她依旧露出柔弱的状态。

王老师："你这周过得怎么样?"

Ann："睡觉还可以，饮食也正常，我闺蜜一直陪着我。"

王老师问她闺蜜："你不用上班吗？"

闺蜜："要上班，但下班后马上就赶过去陪她，单位事情少时，我也可以提前一点离开。"

王老师问 Ann："那就是说，每天在你闺蜜上班的这段时间内，你都是独处的，是吗？"

Ann："是的。"

王老师："你独处的时候会感到紧张吗？"

Ann："现在已经好很多了，只要不出门，我好像也没有什么特别的反应。"

王老师："很好。假设王老师现在要求你想象你在地铁站或者超市这类人多的地方，你会有什么感受？"

Ann："王老师，我不敢想，我怕想了以后，那些场景就会一直在脑海中浮现，更怕睡前想了还会影响睡眠。"

王老师："哦，明白了。我们准备了一些图片，需要你一张一张地看一下，感受一下，然后对每张图片引起你紧张的程度打分。紧张程度由低到高为 1~10 分，1 分表示不紧张；5 分是有紧张感受，但不影响交流；10 分则是紧张到影响你的正常思维。"

系统脱敏疗法，主要是诱导来访者缓慢地暴露出导致神经症焦虑、恐惧的情景，并通过心理的放松状态来对抗这种焦虑情绪，从而达到消除焦虑或恐惧的目的。

咨询师助手按照事先的设计，首先把空旷的停车场让她看，Ann 说可以打 2 分；其次是有少量停车的停车场图片，她打了 3 分；又看了所有车位上都有车的图片，她打了 6 分；然后是停车位和通道都停满了车的图片，她表现出了紧张的状态，打了 7 分；最后一张图片是停满车的停车场，并能看到

楼梯间，Ann 显得呼吸急促，说："王老师，我看了这张图片觉得很紧张，能打到 9 分。"

王老师一直在观察 Ann 的反应，问她："你觉得最后的这张图片和之前的区别在哪里？为什么能打 9 分？"

Ann："不知道为什么，看到停车场有楼梯间，我就觉得很恐怖。"

王老师："看到楼梯会想到什么？"

Ann："我就会想到梨泰院的那个小巷子，大家走投无路的感觉，而且这个楼梯间很狭窄和压抑，让我觉得很不舒服。"

王老师："知道了。现在请你做三次深呼吸，放松一下。过一会儿我们接着看另一组照片，还行吗？"

Ann："行，在您这里有一种踏实的感觉，敢看。"

助理拿出了另一组准备好的剧院的照片，同样请 Ann 继续看并打分。首先是一张空旷的剧院照片，她打了 1 分；其次是坐满了一半观众的剧院照片，她打了 4 分；然后将座无虚席的剧院照片展示给 Ann，她打了 6 分；最后一张图片中，每排座椅之间增加了密集的人，Ann 说："王老师，排与排之间的这些人怎么那么恐怖，我不知道他们是坐着还是站着的，我想着就会害怕。"

王老师："你认为他们是站着还是坐着呢？"

Ann："我觉得是坐着的人身上还抱着一个人。"

王老师："这样想你还觉得恐怖吗？"

Ann："感觉怪怪的。"

王老师："这个测试主要是了解一下你对密集的感受，通过你在测试中的反应，我们可以看出，你的紧张指数与你看到的人的多少有关，看到人多的时候，紧张指数便会升高。"

Ann："应该是的，人越多我越害怕。"

王老师："这两组照片，也是为了让你适应一下密集的感受。你现在有什么感觉，还紧张吗？"

Ann：“好像跟您一边交流一边看，也没那么紧张了。”

王老师：“下面是两张专门为你准备的图片，第一张是地铁站出口人员密集的图片，另一张是在超市出口扶梯上人员密集的图片，希望你观看。”

Ann 深吸一口气说：“听着就感到有点紧张，但有你们陪着，应该没问题。”

王老师请助理把地铁站口的图片拿得距离 Ann 稍微远一点，请 Ann 观看，然后问：“你有什么感觉？”

Ann：“没问题。”

助理向前跨近一步，Ann 看了后说：“这也没问题。”

助理又将图片放到 Ann 面前的桌子上让她看，她看了一眼王老师，然后把视线转到了图片上，盯看了一会儿，说：“好像也可以。”

王老师：“现在请你看着这张图，然后对紧张程度打分。”

Ann：“5 分。有一点紧张，但是好像自我感觉还算正常。”

王老师：“好，现在我们来看另一张图片。我们直接看，好吗？”

Ann：“好的。”

盯着放在桌子上的超市出口扶梯的图片看了一会儿，Ann 说：“我在想象我也在这些拥挤的人群之中，没有了那天在超市扶梯上那种特别紧张的感觉，但是我会想起那天的情景。”

王老师：“那就是说，你现在想起那个情景，已经不会感受到很害怕了，我可以这么理解吗？”

Ann：“是的，王老师，我有时在人多的时候会有恶心的感觉，现在看着图片身体倒是没反应，只是心里有一点紧张的感觉。”

王老师：“你的心理恐惧主要是来源于一种惯性的思维和事先的某种预设，现在你的躯体没有任何反应，说明你的紧张、焦虑程度已经大大地降低了。现在请你闭上眼睛，回想一下最后这张图片，能清晰地回忆起图中的细节吗？”

Ann：“老师，图片我倒是没太多印象，我脑中都是那天在超市拥挤的画面。”

王老师：“非常好。现在请跟随我的引导，想着超市拥挤的画面，做深呼吸，意念是把所有的担心、恐惧、害怕以及你不舒服的身体感觉，随着呼气一起呼出，吸……呼……"

Ann闭着双眼，认真地在做深呼吸，做得很慢。她的闺蜜在一旁也跟着一起做了起来。

十分钟后，王老师说："现在感受一下，你刚才脑中的画面，还在吗？"

Ann："好像还在，不是太清晰，但是我觉得没有那么紧张了，身上轻松了很多。"

王老师："现在请你睁开眼睛，看看周围，窗外的蓝天，感受一下阳光的温暖，摸一摸桌上的绿植和你坐着柔软的坐垫，想象一下心口在发热，热量变成温暖蔓延到全身。给你三分钟，找一下当下的感觉，记下来。现在我们三个一起来感受一下当下的氛围。"

等待了三分钟后，王老师："有什么感觉？"

Ann："我真的有一种温暖的、与以往不一样的感觉"

闺蜜惊喜地对Ann说："我也是，浑身暖暖的，很舒服！"

王老师对Ann说："非常好，希望你以后睡觉前，或者一个人胡思乱想的时候，可以回想一下现在的感觉和画面，对你的紧张状态会有帮助。"

Ann："好的，我觉得我有办法面对那些恐惧了。"

心理着陆技术：通过帮助个体转移注意力到外部世界来缓解和远离负性感受，起初用于治疗创伤后应激障碍（PTSD）的个体，实则适用于所有有焦虑、恐惧症状的个体，也可以帮助个体摆脱情感痛苦。

着陆技术的原理是把人们的注意力从内在的思考转回到外部世界。当我们安静地体验周围环境，用心跟它待在一起时，尝试把各种感官（视、听、味、触、嗅）充分地调动起来，并与周围的环境充分连接。这是因为，当我们把注意力集中在当下时，我们就可以稳住负面情绪，和负面情绪保持距离，从而在应激状态下稳定身体，找回身体的稳定感和掌控感。

第四次咨询

Ann 独自一个人来到咨询室。

王老师问："你闺蜜今天怎么没陪你一起来？"

Ann："哦，她最近比较忙。王老师，我好多了，我觉得我自己一个人出门没问题了。"

王老师："不需要朋友陪着了？"

Ann："不需要了，我现在已经可以自己到地下停车场开车了。"

王老师："你自己去过商场或者人多的地方吗？"

Ann："这周没有机会去，但是好像我都把这个事情忘了。"

王老师："也不用刻意地去那些地方，不联想那些场景，说明你的状态已经有了很大的改善。人往往是这样，越怕什么就越会去注意什么，你忘了，说明你的恐惧害怕的感觉减轻了。"

Ann："是，我对那些令我紧张的地方和事情，关注得越来越少了。"

王老师："非常好，过去的这一周，你的睡眠和饮食状况怎么样？"

Ann："饮食很正常，睡眠也没问题，踩踏事件的画面基本不会出现在我脑子里了。"

王老师："坚持做前几次咨询时做过的放松练习，你的情况会越来越好。如果你现在感觉轻松的话，我们能不能交流一下其他方面？"

Ann："可以的，您说。"

王老师："你的性格有什么特点？你是怎么评估自己的？"

Ann 想了一会儿，说："嗯，我也很难说得清。在上中学以前，我的性格大大咧咧的，大家都说我是个假小子。另外，也有自我、独立的一面，经常与父母发生矛盾。于是我拼命地学习，想出国留学，远离父母的束缚，后来终于如愿以偿去了韩国留学。在韩国上学的时候，慢慢地好像变得有女人味了。"

Ann 有点不好意思地笑了笑，接着说："大学毕业后，我本来想留在韩国，但是没有找到合适的工作，也不适应那边寒冷的气候和饮食习惯。所以我毕业后还是选择回家乡了。"

王老师："留学回来后，和父母的关系如何？"

Ann变得有点严肃："从小我父母对我的要求很严，很多事必须按他们的意志来办，对我就是命令式的教育模式。但是他们工作又很忙，很少有时间陪伴我，所以我与他们有了隔阂。在留学回来后，可能是我变得比以前成熟了，与父母的关系好了很多。"

王老师："你的记忆中，在家里爸爸、妈妈哪一个更强势呢？"

Ann："我爸还算个领导，在家里他总是高高在上，无论什么事都要他说了算，但是照顾生活比较多的还是妈妈。我的印象中，特别怕在父亲面前犯错，他会揪着不放，反复地批评教育，总之，我们家是那种得理不饶人的家庭。"

王老师："能不能说一个现在能够想到的、和爸爸妈妈有关的最早的记忆？"

Ann："可能是上小学一年级的时候吧，记不太清了，我的同桌是个小男生，他常常欺负我，比如在桌子上划分界线，我的胳膊只要碰到线，他就会推搡我，还经常拿用我的新文具等。有一次我实在忍不住，便打了他一拳，没想到他大哭了起来，老师不问青红皂白批评了我，还把我的家长叫到学校。我被我爸狠狠地臭骂了一通，我感觉非常的委屈，最让我受不了的是，我爸不听我解释，逼着我去给小男生赔礼道歉。"

王老师："听你的叙述就能感受到你当时的委屈和无助。这就可以理解为什么你会形成偏向男孩的性格，也能理解你遇到问题时，父母总是给不了支持和理解，于是你宁愿自己去面对和处理。"

Ann："王老师您说得太对了。难怪我的男朋友总是说在我面前没什么存在感。"

王老师："你表面上表现出自己的强大，但内心深处还是有柔软的一面，渴望得到理解和呵护。从咨询的过程来看，你内心也是缺乏安全感的，从小的养育环境造就了你不得不独自去面对问题的能力。这次的踩踏事件，唤醒了你的不安和儿时的某些安全感缺失的记忆，实际上你需要被爱、被保护。"

王老师的话让 Ann 陷入了思考，她从未考虑过这些因素，但觉得很有道理。听着王老师的分析，她时不时表现出恍然明白的表情。

王老师继续说："这次踩踏事件对你的影响也不完全是一件坏事，它的正向意义是唤醒了你的女性化特质和被保护的需要。通过咨询，希望你外在的坚强的特质和内在的柔软、柔情能够结合起来，这样的话，你的性格就整合得比较成熟，在以后的社会活动中，关系会更融洽，亲和力会大大提高。"

Ann："哦，原来是这么个状况。我也觉得自己外强中干，内心是缺乏力量的，现在我大概知道该怎么做了，我要变得更坚定，同时也更柔软，像水一样。"

王老师："对的，坚持完善自我，相信你在生活中将会应付自如、如鱼得水。"

Ann："谢谢王老师的分析与鼓励。"

策略与技巧

1. 本案例是典型的由替代性创伤引发应激反应的干预案例。

2. 来访者被动地、过度地暴露在刺激信息源中，且自己不知道需要控制，所以，减少暴露是干预的第一要务。

3. 社会性安全事件容易引发个体潜抑了的创伤和情结，从而出现对特定场所产生恐惧的症状。

4. 针对焦虑、恐惧的症状，采用系统脱敏疗法和心理着陆技术帮助来访者稳定情绪，这种方法也适合来访者自行使用。

5. 本案例应用了意象对话技术，帮助被干预者缓解各种不良情绪，提高睡眠质量并改善了社会适应能力。

6. 来访者的恐惧症状涉及性格因素和家庭教育背景，减轻症状的咨询工作最终目标是促进来访者的自我完善和人格成长。

"柯察金，你必须站起来"

——地震灾难经历者的心理创伤

> 保尔·柯察金把手枪放到膝上，恶狠狠地骂自己："你算什么英雄，纯粹是冒牌货，老弟！任何一个笨蛋，随便什么时候，都会对自己开一枪。这样摆脱困境，是最怯懦、最省事的办法。生活不下去就一死了之，对懦夫来说，也不需要更好的出路。你试过去战胜这种生活吗？你尽一切努力冲破这铁环了吗？你忘了在诺沃格勒——沃伦斯基附近，是怎样一天发起十七次冲锋，终于排除万难，攻克了那座城市吗？把枪藏起来吧，永远也不要对任何人提起这件事。就是到了生活已经无法忍受的时候，也要善于生活下去，要竭尽全力，使生命变得有益于人民。"
>
> —— 奥斯特洛夫斯基《钢铁是怎样炼成的》

案例介绍

小冯，21岁，在校学生。他性格开朗，喜欢运动，学习成绩也很好。一天晚上，他正在实习工厂的车间上班，窗外狂风呼啸，暴雨一阵一阵地拍打着窗户玻璃，但小冯正聚精会神地操作机器，除了车间内轰鸣的机器声，他什么也没听到。突然间，他感觉到天旋地转，身体跟跟跄跄站不稳，他以为是自己产生了幻觉，但看到身边的物品也都在摇晃，房顶上的吊灯也摇摆得厉害，他意识到，地震了！这时，车间里其他同事也在惊恐地喊叫"地震了"，大家惶恐地往外跑。由于震动太严重，人无法站立行走，大家都东倒西歪地拼命往外爬，场面有些恐怖。小冯几次努力站起来往外跑，都被震动晃倒在地，当他在惊恐万分下连滚带爬逃出车间时，整个车间厂房在他身后轰然倒塌。

看着夷为平地的厂房，小冯感到一阵阵后怕。惊魂未定的他想到学校的教室与宿舍可能倒塌严重，不知道其他同学的情况，小冯心里顿时感到了紧张与恐惧。更让他焦虑的是他的家人，他的家就在附近，也是震中区，但由于震区通信较差，他无法联络上家人，不知家人的具体情况，一直处在忧虑与担心的状态中。灾后一周，小冯终于有了家人的消息，他母亲也在地震中受伤，好在伤情并不严重，在附近医院治疗后已经与其他人一起住到了地震安置点。

小冯来到地震安置点和家人汇合，看到家人并无大碍，他安心了许多。但是，慢慢地小冯出现了灾后应激反应，经常头晕、失眠，不爱出门、害怕听到轰鸣声，不敢上楼，只有待在一楼才能感到心安，甚至于想象自己要上楼时，他都会感觉到头晕紧张。一旦听到推土机、大型汽车等重型汽车驶过的轰鸣声，他就会立刻紧张地联想到地震，十分惊恐不安。搬入帐篷安置区后，所有人都住在帐篷里，小冯心里反而感到安全了许多，睡眠也有所改善。

与地震前相比，小冯变得孤僻、回避社交，性格和状态都大不一样了。小冯同学出现了地震创伤后应激反应。

咨询过程

咨询背景

咨询师在地震安置区为灾区群众做心理疏导过程中，与他们建立了良好的咨访关系。其中一位接受过心理帮助的李大爷主动提出小冯也需要专业的心理帮助，并自告奋勇地带我们去找小冯。在帐篷外一个偏僻的角落，一个小伙孤零零地在那里走动，李大爷大声喊："小冯，小冯……"，但小伙似乎没有听到似的。李大爷对我们说，这就是小冯。

咨询师注意到小冯同学目光呆滞、表情麻木，显得有些懒散，一副无聊、无奈的样子。

李大爷硬把他拉进帐篷里，说："小冯，他们是我的朋友，你跟他们说说地震时你的情况吧。"

小冯同学本能地以为我们是想听他讲地震逃生的过程，有点不耐烦，很不情愿地坐了下来，有气无力地说："没什么好说的，我跟很多人说过了，也有很多人听过了。"

咨询师："嗯，听说你当时很镇定、很勇敢，我们是志愿者，只是想认识认识你，也许我们能交个朋友。"

在安置点，一般心理援助工作者都不主动表明我们是做心理工作的。在没有建立起相对稳定的"人际关系"或"咨访关系"前，一旦表明身份，群众大多会客气交谈和回避深度交流。有的人甚至会反感心理帮助，不想被怀疑是"有问题的人"，还有部分拒绝被帮助的群众会觉得不想被同情。

小冯："哦。"

咨询师："这个帐篷区里有你的同学吗？"

小冯："没有。"

咨询师："怎么不和其他人一起玩？"

小冯："这里我们学校的学生不多，其他的要么太小，要么不认识。也没兴趣与其他人玩，只想一个人待着。"

咨询师："我们住在最前面的浅色帐篷，你可以来找我们玩，也许你还能加入志愿者团队，帮我们做很多事情呢。"

小冯有点疑惑："帮什么忙？"

咨询师："有个小学四年级的学生需要补习功课，有时我们事情太多忙不过来，你是否能替我们帮他补习？"

小冯想了一会儿，说："可以。"

我们与他约好第二天上午九点在心理援助组的帐篷见面。

咨询师评估：第一次和小冯交流，他未主动提及地震和震后的想法、感受，咨询师也深刻地意识到他不想谈论的原因，所以未去涉及这方面的话题，避免他的阻抗。

> **阻抗**：心理治疗的不同学派对心理阻抗有不同的看法。精神分析认为心理阻抗是来访者有意无意地回避一些敏感话题，有意识或无意识地使治疗重心偏移的现象。
>
> 行为主义和认知心理学则认为心理阻抗是来访者不接受咨询师对其行为的矫正，它可能是因为个体对心理咨询心存疑虑，可能是因为个体缺乏促进其行为改变的支持系统。
>
> 人本主义认为心理阻抗是来访者为了保护自尊不受到威胁，抵抗自我情绪体验的真实暴露。

小冯的表现属于典型的灾后应激反应，具体表现为：生理反应包括头昏、失眠、恐高、怕上楼；心理反应包括恐惧、焦虑、怕听到类似地震时的轰鸣声；行为反应表现为退缩、回避等状态。

第二次咨询

第二天上午九时，小冯准时来到我们的帐篷，由于需要补习的小学生还没到，咨询师便先与他"聊天"。

交流中他了解到我们是负责心理援助的志愿者，并没有表现出反感或抵触的情绪。于是咨询师逐渐把话题引到地震灾难上，小冯显得比较拘谨，简单介绍了地震当天他的情况以及在地震前后生理及心理的变化。

此时，咨询师虽然还未与小冯正式进入到心理危机干预的流程，但已经初步建立了较好的沟通渠道以及相互的信任关系。

为了进一步加强交流沟通，帮助小冯放松情绪，咨询师从他的兴趣爱好入手，聊到他在学校里的体育比赛及他比较喜欢的学习科目，小冯的话语明显多了起来。咨询师之后把话题引导到对地震的"科学认知"上，与小冯认真地讨论了地震成因，地震给人类生命财产带来的破坏，给社会自然带来的影响，以及对人们心理、心灵的震撼和创伤等问题。之后咨询师请小冯对以上交流内容的感受评分。

小冯："65 分。"

咨询师略带调侃地说："那么低啊？"

小冯："已经很高了，这是震后我对别人很高的评价了。"

请被干预者评分的意义：让被干预者有参与感和主动性，赋权唤醒对方的自我掌控感。避免在心理援助过程中过度的同情和自我感动行为，打扰到被干预者正常的生活和心理修复过程。

咨询师："能否说说这几天的感觉？"

小冯："我害怕大楼，不能想象自己身处大楼中，更怕上楼。有一次我在立交桥附近乘凉，大货车从桥上开过产生的震动让我立刻联想到地震，感到非常紧张。"

然后又对咨询师说："我总是感到不安，很难受，想改变却又不知道该怎么办。您是心理老师，能不能给我一些帮助？"

咨询师："你亲身经历了大地震，现在有这些反应是正常的。我们可以从专业的角度做一些尝试，也许会有效，比如做一些放松练习。"

小冯欣然接受。

此时，咨询师与小冯正式建立了咨询关系。在此之前，咨询师只做一个工作，让小冯产生求助动机，有主动求助的意识。即使是在危机事件当中，"不求不助"原则依旧有效，咨询师需要做的是正确引导被干预者产生心理干预的需求。在整个干预过程中，都要求咨询师遵循"无害原则"，时刻审视自己的探索欲是否会给被干预者带来二次伤害。

第三次咨询

根据小冯的具体情况以及安置区的特殊条件，咨询师制定了一个可实施的方案：

1. 行为调整：安排援助团队年轻的老师约他打乒乓球。

2. 转移注意力，自我价值体现：请他帮助一名9岁男孩补习数学。

3. 放松训练：陪伴并教授他做放松练习。

4. 系统脱敏。

5. 心理赋能：通过参与帮助他人的过程，小冯的心理能量获得成长，逐渐获得生活的掌控感、未来的希望感和自我的效能感。

第二天，年轻的老师按计划约小冯去打乒乓球，他表示没兴趣，因此咨询师调整计划，改为与小冯在帐篷中交流，并带他一起做意象呼吸放松练习和脱敏训练。

经过几次练习，小冯逐渐能适应较低程度的类灾难情境，咨询师逐渐加入一些引导语："想象现在有汽车从你身边开过，现在我们进入到一座大厦的一楼，现在我们一起上到二楼……"。从较低焦虑的情境过渡到较高焦虑的情境，循序渐进地帮助他练习放松，减轻压力。

第三天，他主动约年轻女老师打乒乓球。在做放松练习时，有大型的施工机器从我们的帐篷边开过，小冯毫无察觉。

练习结束后，咨询师问："刚才大卡车从旁边经过，你有什么感觉？"

小冯说："我没注意到，真有大车通过了吗？"

放松练习取得了不错的效果。但由于安置区环境条件所限，咨询师和小冯的很多交流只能在帐篷中进行，经常会被其他人和事打断，整个干预过程缺乏一个相对独立、安静的环境。为了保证干预质量和咨询的持续性，很多时候一对一的交流，只能在公路边进行，边走边聊，咨询师更希望小冯能在自己家的帐篷里用我们教给他的方法自行练习。

　　在灾难事件后的危机干预中，很多咨询的设置或规则可能被打破，咨询师需要因地制宜地与被干预者交流互动。

　　经过干预、疏导、练习，小冯像换了个人似的，变得开朗、积极，眼睛有神了。除了帮助其他小同学补习功课外，他还主动申请加入安置区的治安队志愿者。在爱心学校、乒乓球台、幼儿园，经常能见到他的身影，他不再像过去总是在自家帐篷前独自一人转悠了。看着他戴着治安队员的袖标在安置区里忙碌的身影，咨询师为他的改变感到欣慰。

第四次咨询

　　三天后，小冯主动找到咨询师，说："我现在情绪、睡眠都很好，对轰鸣声也不觉得害怕紧张了，但还是对高楼感到恐惧，总觉得不安全。我们一起做练习时，可能是因为您在身边，没有感到紧张和不安。可当我独自一人时，看到高楼就会紧张，想象自己身处二楼以上的高楼时，就会心慌恐惧。"

　　针对小冯的情况，咨询师立即决定让他放弃自我训练，对他说："今后这种练习一定要有咨询师在场时才能进行。"

　　小冯："好的，我可以在父母旁边练习吗？"

　　咨询师想了一下，说："最好还是在专业人士的陪伴下进行吧。"

　　专业人士陪伴的意义是：1. 保证被干预者客体稳定，安全感足够；2. 避免被干预者被误导而使之前脱敏的成果减弱；3. 使得被干预者在放松和冥想时更加专注，保证效果。

　　经过周期性的干预，咨询师观察到小冯在地震后虽然出现退缩、紧张、焦虑等应激反应，并且蔑视自己在灾难中的恐惧与软弱，但是他本能地希望自己是个"英雄"，成为一个坚强的"男子汉"。

咨询师有意引导他："看到你状态好起来之后就积极地帮助别人，我知道你有能力接纳自己，并且你内心也还有力量想给家人、朋友、同学和其他人安全感。你特别希望给母亲、女朋友支持和信任感，让她们感觉你是值得信赖、可以依靠的。"

小冯："是的老师，那我如何才能让别人觉得我是可以依靠信赖的，怎样才会使别人觉得和我在一起是有安全感的？"

咨询师："首先要做到自己内心状态是稳定的、有信念的，自己的行动是果断、自然、豁达、和坚定的。"

灵机一动，咨询师问："你看过《钢铁是怎样炼成的》吗？"

小冯说："在实习期间刚好看完。"

咨询师说："你还记得保尔·柯察金因高烧而不能去修铁路的那一段情节吗？当时保尔发着高烧跟自己有一段内心的独白——柯察金，你就那么懦弱吗？你这么一点小病就躺着不起来了吗？你的战友都已经出工了，而你却在这里偷懒睡觉吗？起来柯察金，站起来柯察金，你必须站起来……"

小冯沉默了几分钟，似乎在思考什么，然后耸耸肩，长舒一口气，用从未有过的坚定的语气说："老师，我有一些感觉了，我觉得自己能变得坚定、坚强、有力量。我相信我能处理自己的焦虑和紧张了。"

咨询师："其实只要唤醒你自己的潜能，你是有能力战胜焦虑情绪的。"

咨询师："针对你害怕高楼和睡眠时的不安全感，我们一起来设计自我鼓励的引导语，可以吗？此刻你能否想到适合你的引导语？"

小冯："可以，可是我想不到如何引导。"

咨询师："比如，我现在要睡觉了，我现在是安全的；现在，我身处的大地是美好安全的；我是坚强勇敢的，我有勇气战胜一切困难，战胜自我；今晚我会做一个美好的梦，睡得很香……"

"还可以这么说，一切都已过去，我的坚定、我的勇气能帮助我战胜我的懦弱，我一定能给我的家人及其他人以信心、信赖……"

并告诉小冯，"自我暗示语"可以自己设计，刚才说的这两段引导语是给他的一点提示和启发，他可以设计出更适合自己或更有针对性的"自我暗示语"。

小冯："我现在想不出来，我觉得老师设计得已经很好了。"

咨询师："没问题，先按刚才的引导语进行，以后再慢慢调整。"

小冯带着一丝欣慰的神情去参加他的志愿者工作去了。

第二天一大早，小冯又来到心理救援组的帐篷，对咨询师说："我昨晚做了一个梦，梦见了大海，沙滩，还有我奶奶。我好像回到了童年的小院子，在树荫下，奶奶在哄我入睡。"

"今天早上醒来后，我突然想到，我引导自己的语言可以是：我躺在最暖和最柔软的被窝里，奶奶轻拍着我的背，我感觉很舒服，很安心，我就沉沉地睡着了。明天世界是阳光灿烂的，我可以面对任何事情。"

咨询师："太好了，就是这样，根据你的具体情况或某一刻的特殊情感，设计特定的引导语来引导你自己，效果会越来越好。"

通过后面几天的练习，特别是自我暗示方法，小冯基本消除了不安全感，他表示现在睡眠很好，看到高楼或想象在楼里睡觉也不觉得紧张了。

三天后，咨询师收到小冯发来的短信："老师，我没事了，谢谢您，我要去外省看女朋友了，我也相信我自己……我能够面对未来。"

策略与技巧

1. 本案例在灾区很具典型性，被干预对象具有明显的创伤后应激反应。

2. 在确立咨患关系前，先建立起普通的人际关系，增加被干预者的信任感和安全感。

3. 结合安置点的实际情况，灵活调整干预方案，咨询环境不局限于咨询室中。

4. 在心理干预过程中，综合运用行为治疗、意象疗法、系统脱敏等方法。

5. 小冯的梦是一大提示，反映出他在创伤中产生的大量孤独、恐惧情绪逐渐转化为早期客体带来的安全感，代表了他的内心创伤已经开始修复。

6. 在危机干预工作中，机械地按照传统工作方式等待求助者"自愿上门"求助几乎是不可能的，而现实中他们又存在着对心理援助真实且迫切的需求。因此开展各种活动，建立社会及人际支持系统，可以帮助心理救援工作的顺利开展。

心 斋

颜回曰："吾无以进矣，敢问其方。"仲尼曰："斋，吾将语若！有心而为之，其易邪？易之者，暤天不宜。"

颜回曰："回之家贫，唯不饮酒不茹荤者数月矣。如此，则可以为斋乎？"曰："是祭祀之斋，非心斋也。"回曰："敢问心斋。"仲尼曰："若一志，无听之以耳而听之以心，无听之以心而听之以气！听止于耳，心止于符"。气也者，虚而待物者也。唯道集虚。虚者，心斋也。

蝴蝶效应

美国气象学家爱德华·洛伦兹在1963年提出："一只南美洲亚马孙河流域热带雨林中的蝴蝶，偶尔扇动几下翅膀，可以在两周以后引发一场美国得克萨斯州的龙卷风。"

一个看似微不足道的变化，如果得到放大，有可能引发连锁反应，就会产生巨大的影响，这就是"蝴蝶效应"。

在美国好莱坞电影《蝴蝶效应》中，伊万曾经有一个糟糕的童年，有令他不堪回忆的童年往事。而事实上，他只是依稀记得一点可怕的情景，这些情景却一直纠缠着他的正常生活。

伊万接受心理学家建议，把琐碎生活记在日记里，却偶然发现通过日记回到了过去。这时他才清楚记起，童年的自己做了那么多的错事。他幻想着用现在的意识，潜入童年的身体，去弥补种种过失给人们带来的伤害，尤其是希望与当年暗恋的凯西最终走回一起。然而他一次次的跨越时空的更改，只能越来越招致现实世界的不可救药。一切就像蝴蝶效应般，牵一发而动全身。

第七章 自杀危机干预

本章将向大家呈现从心理层面进行自杀干预以及自杀预防的咨询过程。本质上说自杀危机干预与预防是一个自我和解的过程，与环境的和解、与社会的和解、与自然的和解、与成长的和解、与他人的和解、与自我内心的和解以达成自我和解，达成一种新的动态平衡以实现社会适应良好的目标。

一、自杀的原因

现实生活中，自杀的原因纷繁复杂，包括：

1. 客观因素：人际关系紧张、竞争激烈、灾变、成长环境不良、压力过重、负债、重大疾病等。

2. 社会环境因素：经济压力、环境适应不良、文化背景等。

3. 病理学因素：抑郁症、精神分裂等。

4. 家庭因素：家庭纠纷、子女教育、情感纠纷、性问题等。

5. 个人因素：性格扭曲、逃避现实、内心冲突等。

6. 成长因素：自我防御机制过强、期望值过高、现实与理想冲突、自我否定等。

7. 其他因素：遗传因素、慢性心理压力过大、生命质量低、过敏史、突发事件等。

二、自杀前的预兆

自杀前可能出现的预兆也是多种多样、纷繁复杂的，有些很难发现，但有一些反常表现，可能起到预警作用，不该被忽略。

1. 矛盾心态，想说又不知道怎么说，该找谁说。

2. 无故哭泣，焦虑不安，情绪反常。

3. 食欲不振，失眠，抑郁等表现。

4. 退缩回避与人接触交流，与他人不融洽，目光呆滞。

5. 行为突然改变或一反常态，冷漠。

6. 无理由地道谢道歉，送礼物等。

7. 工作和学习成绩骤降，无故迟到旷课等。

8. 突然酗酒吸毒。

9. 自卑感、羞耻感过强。

三、青少年学生自我伤害的预防

在现实的危机干预中，青少年自杀自残的情况时有发生，并且有不断增多的趋势，因此，对于青少年学生自我伤害的预防就显得必要且迫切。

(一) 预防自杀的可能性和早期介入

1. 想要自杀的学生，从面对生活中的危机到实施自杀行为，要经过几天或几周的痛苦思考纠结时间，有的需要更长时间。在这期间，能够发现其知行意的变化或矛盾。

2. 想要自杀的学生中，大多数人有既想结束生命又期待得到帮助的矛盾心理，在这种心态中徘徊。

3. 想自杀的学生在采取行动之前，考虑到自己的死将给至爱亲朋带来极大痛苦和震惊，心理压力特别沉重，会有一些可观察到的反常表现。

4. 部分人认为自己的死需要别人承担责任，使得自己的情绪有指向性。

5. 导致自杀的原因很多，但很多情况下总会有某种现实的诱发因素或事件促使其采取行动。

（二）预防自杀的措施

1. 在心理健康教育宣传中增加预防自杀的知识（包括对学生的宣传和对学生管理干部的宣传）。

2. 对新入校的学生进行心理健康普查，从中了解学生的心理状况和可能的自杀意念，有针对性地开展预防工作。

3. 开展珍爱生命的教育和宣传，自己是生命的主体和第一责任人，珍爱自己，珍爱生命，也是珍爱他人。

4. 建立并扩充有效的社会支持系统。

5. 提高审美道德意识以及战胜困难的能力。

6. 提供生命线或咨询热线之类的电话服务，随时为处于危机状态的人提供及时的服务。

（三）提高主动防范自杀的意识

1. 学习并懂得与他人倾诉，尊重他人、尊重自己、尊重生命。

2. 培养参与体育运动或文娱活动的习惯，培养自己的兴趣爱好和乐观心态，在一定程度上有助于不良情绪的释放和宣泄。

3. 提高自我觉察力，一旦发现产生自杀意念，及时实施自我救助（如转移注意、避开刺激物等）。

4. 必要时向心理老师和专业人士咨询或寻求帮助。

（四）青少年自杀预防策略

1. 青少年可能自杀，倾听他们的诉说。

2. 自杀危机干预中，直接地提问，包括是否考虑自杀，是否有自杀计划等。

3. 不要对青少年所表达的一切内容作出评论，而是需要完整接纳。不要辩论自杀是对还是错，不要承诺为其保守自杀企图的秘密。

4. 如果认为自杀的行为随时可能发生，应有人守护陪伴。

5. 如果有必要，可以从经历丰富的咨询者、治疗师或其他能够作出适当反应的成年人、家人那里获得帮助。

6. 确保他们的安全，通知对青少年负责的合适的成年人和监护人与他们待在一起。

7. 当处于危机状态的青少年已明显解决了高危危机后，仍应密切地关注、关爱他们。有些人会在似乎已恢复、坚强起来后突然自杀。危机工作者必须准备提供简单的、清楚的、适当的转诊治疗资源。求助者可能需要获取危机转诊治疗中心的电话号码，或者需要住在一个有人陪伴的安全地方。因此，如果危机工作对于求助者是有效的，那么一整套转诊治疗资源是很有必要的。

（五）自杀干预的策略

当临床心理专业人员第一次与有自杀念头的人接触时，应注意以下的干预程序。

1. 倾听，完整接纳，包括接纳不满和抱怨。了解其动机和潜在的各种情感、情绪。在干预中避免把干预者认为的自杀原因说出来，也就是不讨论动机，不归因。处于心理危机中的人，他最迫切需要的就是有人倾听他所传达出的信息。

2. 对处于危机中的人的思想和情感进行评估。对任何自杀的想法都要认真对待。

3. 不要担心直接问及自杀。处于情绪危机中的人可能会隐约涉及自杀问题，但却不一定明确提出来。在建立了咨询关系后，可以简单、明确地问及自杀话题。但一般应在会谈进展顺利时再询问这一问题，与处于危机中的人建立良好的协调关系后，再问这一问题效果会更好。处于危机中的人一般可接受被直接问及自杀的问题，他会有一种被接纳、被理解的感受。

4. 要特别注意那些"反复"的人。处于危机中的人，一方面会因为说出自杀的念头而感到放松，另一方面容易错误地以为危机已过，而问题往往会再次出现，这时的自杀预防工作就更为重要。

5. 综合应对，充分利用合适的资源。每一个体既有内部资源（个人的、心理的、审美的、善良的等），又有外部资源（环境的、家庭的、朋友的、同学的等）。心理资源包括理性化的、合理化的以及对精神痛苦的领悟能力等。如果这些资源缺乏，必须寻找并建立新的支持系统和帮助。

6. 采取具体的行动。要让被干预者了解你已做好了必要的安排，例如在必要时安排其住院或接受心理治疗等。

7. 不排斥或试图否认任何自杀念头的"合理性"。当有人谈到自杀时，不能视其为"表演性的行为"，并不是真的想自杀。如果这样做，处于危机中的人会真切地感受到被排斥或被谴责，这是很不明智的。

8. 不要试图一蹴而就让试图自杀的人幡然悔悟。直接劝告其停止自杀，并相信其会认清自己的问题，这样的干预是很危险的。

只要生命尚存，就有机会解决存在的问题；结束了生命，同时也终止了任何出现转机的机会。当正处于自杀或其他的情绪危机中时，最好不要自己一个人单独去面对。当一个人孤立无援或缺乏人际接触时，自杀的危险性和危机系数可能会大大提高。

自杀危机干预是综合性应对的过程，需要多部门、多方面人员协同处置。

在我们的案例中运用了许多有关的理论和技巧，如认知行为疗法、精神分析、个体心理学理论、正念引导、意象对话等。你会从中了解到一些实用性、可操作性、简单易学的方式方法。

需要强调的是，根据多年的经验，在自杀危机干预中干预者多会有某种"无助感"与"使命感"的冲突，有一种强烈的挽救生命的愿望与担心的冲突，还有过程与现实的冲突等。因此，危机干预工作者的社会支持系统就显得尤为重要。这时，系统性的支持、理解、协调、不抱怨、不埋怨就是对危机干预工作者的一种支撑。

案例三 生命的雾霾
—— 一个割腕自杀未果的员工

> "爱情是热忱的崇拜，完全的信赖，是灵与肉完美而奇妙的结合。爱情唯一重要的元素是自由，它与屈从、嫉妒和畏惧是水火不相容的。爱情需要信任和忘我。"
>
> —— 安德烈·莫洛亚《雪莱传》

案例背景

小由在某大型国企的保障部门从事一线维护和物资保障工作，单位坐落在西部大山里，远离城市。他认为自己是本科学历，才能在大山里得不到应有的发挥，感到怀才不遇，郁郁寡欢。近两年来，他一直强烈要求调换工作岗位，申请调到县城或条件好一些的部门，但申请没被批准。小由谈过两次恋爱，最终都是女方离他而去，他认为女方看不上自己的原因，是因为他在偏远的地区工作。近半年来，小由情绪低落，工作热情急剧下降，一周前在宿舍割腕，幸好被同事及时发现，送到医院处理，未危及生命。单位领导非常重视，安排专人二十四小时看护他，防止他再次伤害自己，并要求对他进行心理干预和疏导。

咨询过程

部门领导电话联系到王老师，向其介绍了小由的情况，希望王老师能为小由进行心理干预和疏导，说："王老师，您为我们做过心理讲座，工会的领导提出要单独为他进行心理干预，主要是想知道他的心理状况需不需要去医院治疗，还能不能继续工作？"

王老师问部门领导："对他进行心理干预，他本人知道并同意吗？"

部门领导："王老师，他这种不正常的人，怎么可能让他知道。如果他知道了，指不定又做出什么出格的事。"

王老师："根据心理咨询有诉求的原则，如果本人有意愿，效果会好很多。但是自伤自残属于危机干预的范畴，可以由组织安排干预。如果我们去为他做危机干预，你在现场吗？"

部门领导："在。我是副经理，这周都是我值班。"

王老师："好。为了避免给当事人造成太大的压力，我们得商量一下如何切入干预的具体办法。你们这个部门一共有多少人？"

部门领导："加上我和值班领导，一共七个人。"

王老师："那就好办了，能否以公司工会的名义，安排全体一线职工做一个心理访谈，时间安排在明天。"

部门领导："这样设计就太好了，免得跟他说不明白，现在跟他交流可太困难了。"

第二天一大早，王老师和助理如约到达该物资站，昨天通话的部门领导已经在等候，王老师先与他沟通交流了小由的情况，得知小由目前的情绪比较稳定，还未复岗，有同事看护。然后与部门领导一起商定，五位员工的心理访谈分为上午三人、下午两人来进行。把小由安排在上午第三个，以访谈为切入口进行咨询，这样不会引起他太大的压力和抵触情绪。

前两位员工的访谈结束后，小由来到了咨询室。王老师注意到，他的右手手腕用纱布包扎着，脸上没有任何抑郁和痛苦的表情，反倒带着一些故作轻松的姿态，但眼神流露出困惑和疑问，躯体表现得拘谨，稍显不自然和紧张。

王老师请小由坐下，主动做了自我介绍："小由，你好，我是某心理平台的老师，之前在你们工会做过心理讲座。你们上级工会比较关心职工，为各部门所有的一线职工安排了心理访谈。我们有一个固定的访谈表，你可以看一下。"

王老师将心理访谈职工名单递给小由。小由看着名单说："是，他们通知我来做访谈。"

王老师观察到小由没有出现抵触心理，接着说："你们的工作环境和条件都比较艰苦，在这样的情况下，很多年轻人可能产生情绪波动。从心理学的角度来说，人有情绪波动是正常的，一点情绪都没有，可能才是有问题。"

小由："我上大学的时候，选修过社会心理学，对您说的这种情况还是有所了解的。"

王老师："那就好。我们今天的访谈是为了了解你们一线员工在现实工作和生活中的心理压力状况，结果对于你的工作评价没有任何影响，请不要有顾虑。"

访谈按照大纲进行，很顺利。小由的表现很正常，当问到近一周精神状况和压力状况时，他也没有表现出任何的异样。在访谈问答题环节，他的回答没有超出正常范围，没有显示出他有自杀的倾向。

"访谈的主要内容就是这些，你看一下。"王老师把访谈表递给他，并让他自己写上他的名字和基本信息。然后补充说："你还有什么问题需要交流吗？"

他仔细看了访谈表，填写完基本信息，犹豫了一下，似乎想说什么，看了一眼裹着纱布的右手腕，很快把手藏到桌子下。

王老师注意到他的犹疑，不失时机地问："你的手怎么了？缠着厚厚的纱布。"

小由有点迟疑："前两天帮厨的时候不小心划伤了。"

王老师："伤得严重吗？"

小由："缝了两针，也没什么大事。"

王老师："哦，你当时是怎么划到的，看起来伤得不轻啊。"

小由："在厨房里，脚一滑摔倒了，摔倒的时候手腕刚好触碰到大锅的锅边，被划伤了。"

王老师："去医院治疗了吗？"

小由含糊地说："其实根本不用去，自己包扎一下就行了。"

王老师："现在恢复得怎么样了？"

小由："好像也没什么太大影响。"

王老师："还疼吗？"

小由："伤口倒是不怎么疼了。"

王老师："受伤几天了？"

小由："五天。"

王老师："听得不太明白，不知道是我听错了还是你说得不清楚。"

小由略显紧张地看着王老师，没有说话……

王老师："你刚才说你缝了针，又说随便包扎了一下，没有去医院。我的理解是，缝了针说明伤口还是严重的，应该休息一段时间。"

小由盯着桌子，面无表情，没有回答。王老师安静地等着他的反应。

过了好几分钟，小由突然开口："王老师，我是被同事送去医院缝的针。"

王老师："哦，原来是这样。"

小由："当时还是有点严重的。"

王老师："是什么情况呢？"

小由："流了好多血。"

王老师："应该挺吓人的吧？所以你的同事才紧张地送你去医院。"

小由："是的，其实没必要那么紧张。"

王老师："你是受伤的人，又流了那么多血，但是似乎你是最淡定的那个人。"

小由："是的，我看到血流出来时，有一种释然的感觉，心口积压的东西好像释放了很多。"

王老师："哦，听起来你心里还是有某种压力的，是这样吗？"

小由抱怨地说："哎，王老师，在我们这种鬼地方工作，怎么可能没有压力，说没有压力那是骗人的。"

王老师："那我们来交流一下压力，如何？"

小由："可以。"

王老师："你学过一些心理学，一般来说压力的来源可以归为三个方面，婚姻家庭、职业工作和人际交往。你觉得你的压力主要来源于哪个方面呢？"

小由很坚决地说："我的一切压力都是工作造成的。"

王老师："你能不能具体说说你有什么压力？"

小由："我读了四年大学，学的是理工科专业，原以为能进入这样的大型国企工作是很好的，没想到被打发到这么偏僻的地方。每天面对大山和黄土，生活非常枯燥。并且，我现在做的工作，小学毕业生都可以胜任，我感觉读那么多书毫无意义，完全是浪费青春。本来说好在这里工作满一年就调回省公司，但现在两年都过去了，单位以各种理由敷衍，就是不做调整。"

王老师："我能不能这样理解，你觉得要在更大的平台才能够展示你的才能，才能体现你的专业能力。现在的状况跟你毕业时的理想相去甚远，你心里有了极大的落差感。"

小由叹了叹气："王老师，我们领导要是能像您这样理解我们大学生就好了。"

王老师："你有没有去了解过，单位为什么没有给你调整岗位？"

小由："说起这事更让我生气。我谈了女朋友以后，好几次到城里约会，赶不上回来的班车，没能按时回来，就被领导批评。"

王老师："听起来似乎没有造成太大后果，我能这样理解吗？"

小由："还有两次没有赶上班车，到了第二天才来上班。"

王老师："是不是这样就被列为'单位重点关注对象'了？"

小由："是的，王老师，好像我做什么他们都不满意，他们也不理解我们年轻人的痛苦。"

王老师："哦，然后呢？"

小由："他们给了我一个警告处分，调岗申请一年后才能重新考虑，那我岂不是要在这里待三四年？太绝望了。"

王老师："遇到这种事情是挺郁闷的，你觉得自己该做些什么调整呢？你的恋爱进展怎么样？"

小由长叹一口气："唉，她提出来分手了。"

王老师："分手对于你是很难接受的？"

小由："有崩溃的感觉，恋爱没谈成，还招来个处分，我当然想不通了。实在是不想待在这里了，我曾找熟人帮忙，想调回老家，但是现在背了个警告处分，不方便调动。我整天满脑子想的都是怎么尽快离开这里。"

王老师："理解你的无奈，你有没有什么具体的想法和规划呢？"

"规划倒是没有，只是想过还不如死了算了。"小由支支吾吾，欲言又止，沉默了一阵，然后说："其实我的手不是帮厨划伤的。帮厨的那天我实在是郁闷，晚上自己在宿舍喝闷酒。恋爱没谈成，领导不理解，同事嘲笑我，家里给的压力又很大，越想越难受，突然觉得不如死了算了，一了百了，恍恍惚惚间我就割腕了。"

"哦？"王老师没有评价，却用眼神鼓励小由继续说。

小由畏缩地看着王老师说："您是不是觉得我很可笑，很没用？"

王老师："不会。我长期从事心理咨询工作，碰到过各种各样的情况，能够理解你的现状和心理感受。你刚才说你是喝了酒以后割腕的，是吗？"

小由："是的。"

王老师："作为心理老师，我想请你说说当时的情况，可以吗？"

小由："我当时觉得凭我自己的能力已经无法改变现状，感到走投无路了，酒精又放大了我的冲动。但是当感觉到伤口疼痛难忍的时候，还是有点后悔的。"

王老师："照你这么说，伤口还是很深的吧？"

小由："伤口倒是不深，只是感觉血流得很多，现在想起来还有点后怕。"

王老师："是谁发现你的呢？"

小由："刚好我同宿舍的人回来了，他们看到后很慌张，马上就把我送到了医院。"

王老师："那个时间段，本来就可能有室友会回来。是吗？"

小由："是的，当时没想那么多。"

王老师："还好，没有造成太大的伤害和后果，谢谢你坦诚地告诉我。根据心理咨询的原则，一般会为你保密，但是你已经出现了伤害自己的行为，大家都已经知道了。如果你的领导或者家人想就此事跟我交流，就没必要向他们保密了，你觉得呢？"

小由平静地说："无所谓了，其实他们都已经知道了。"

王老师："那就好。我能不能这么理解，你内心积压的情绪，希望得到别人的理解和关注，于是你选择了一种很极端的、伤害自己的方式，同时潜意识还是希望被别人发现，以引起关注和重视？"

小由："王老师，您真的很懂我。其实我并不想死，我觉得这样做可以引起重视，或许能尽快地离开这个鬼地方。"

王老师："假设你已经如愿以偿调回到了城里，你最想做的事是什么？"

小由："我就想好好找个对象。"

王老师："你刚才说两次恋爱都没有成功，你认为主要的原因是什么呢？"

小由有些丧气："我觉得是我工作地点的原因。现在的女孩太现实了，不能接受长期的异地恋，觉得我照顾不了她的生活，一点耐心都没有，转头就被别人抢走了。"

王老师："除了工作地点，你觉得还有其他原因导致她与你分手吗？"

小由："我想不出来。其实我们一线工作的人，生活虽然艰苦，工资待遇还是不错的，她喜欢的东西我都会送给她。"

王老师："能不能理解为在经济方面，你的女朋友还是满意的？"

小由："是的。只是我们不能经常在一起，她就被别的人追求，我哪里还有什么竞争力。"

王老师："如果让你给爱情下一个定义，你会怎么讲？一般人都会说是责任、担当，你怎么理解？"

小由："相互理解，三观一致，同甘共苦。"

王老师："你说的这些都有道理，挑不出什么毛病。但是在王老师看来，离真正的爱情还是有些偏差。你说相互理解，你理解对方吗？你愿意站在对方的立场思考问题吗？她的需求是什么你想过吗？"

小由："我觉得我做得还可以，她需要的我都做了呀，每天打电话，节日都送礼物，有假期就去看她。"

王老师："听起来不错。你女朋友有工作吗？"

小由："有工作，她的经济很独立。"

王老师："很好。你是否考虑过，人除了物质方面的需求，还有别的需求吗？或者换句话说，你思考过女性最大的需求是什么？"

小由："就是钱嘛。不过说实话，我谈了两次恋爱，始终不知道女人在想什么、想要什么。"

王老师："你可以换个位置来思考，除了物质方面的考虑，你对你女友最大的需求是什么？"

小由想了片刻，说："应该是被理解、被关心、被爱的感觉吧。"

王老师："很好。女性在亲密关系里也同样有这些需求，对一个经济独立的女性而言，她在精神和情感上的要求可能会更高。你作为一个男性希望被伴侣理解，那么能否想到女人希望从伴侣这里得到什么呢？"

小由："王老师，您点醒我了，怪不得我的两任前女友都说我不能提供情绪价值，不懂她们。但怎么提供情绪价值，我真的不懂。像我这种理工男，我觉得我已经做得很好了，不知道还要怎么做。"

王老师："王老师一直都认为，爱情是相互的吸引。你知道英国诗人雪莱吧，我想把他的一段话分享给你，希望对你有所启发。'爱情是热忱的崇拜，是完全的信赖，是灵与肉完美而奇妙的结合。爱情唯一重要的元素是自由。'"

小由若有所思地看着王老师："不太理解为什么是自由，爱情不是自私的吗？"

王老师："我们今天不是以情感为主题的访谈，我直接说说我的理解吧，所谓自由，是要尊重对方自由的选择权，也就是说，你有追求的自由，对方也有拒绝你的自由，选择权永远都在。其实，我们能做的就是不断地完善、提高自己。"

小由："明白了，原来我满脑子都是对爱情的疑惑和对女友的愤怒，现在好像有点感觉了。"

王老师："我们再来谈一下对生命的理解，你是怎么理解生命的？"

小由："说不好，王老师您直接说吧。"

王老师："其实，生死是一个自然的进程，不是我们自己可以掌控的，如果我们有意地去控制这个进程，那就违反了自然规律，破坏了它的自然进程。我们谈了这么多，现在你能不能谈谈关于割腕的行为，你现在是怎么理解的？"

小由："我当时太冲动了，被失恋的痛苦和现实的愤怒冲昏了头。"

王老师："割腕后的这几天，包括现在，你还有伤害自己的想法吗？"

小由连忙说："没有了，当时就已经有点后悔。现在我感觉有些事情已经放下了，没必要钻牛角尖。"

王老师："那么，因为受到处分，你想离开这里回到城里工作的愿望受到了影响，对此你怎么看呢？"

小由："我会用正常的方式争取，我想通了，实在不行我就辞职，这个时代生存的方式多了。"

王老师："我相信你。如果又遇到某种让你情绪失控的情况，那你会怎么做呢？还会有过激行为吗？"

小由："应该不会了吧。"

王老师："这样，我们来做一个约定吧。第一，近期内尽量不要独处，把你宿舍里的刀具交给其他人保管；第二，遇到任何情绪波动和内心痛苦的时候，要告知别人。能做到吗？"

小由："第一条没问题，第二条嘛，有点麻烦。"

王老师："你平时烦恼、痛苦时，一般会跟谁说？"

小由："有女朋友时，喜欢打电话跟她说。"

王老师："会跟父母或者其他家人说吗？"

小由："不会，我一般都是报喜不报忧。"

王老师："现在请你想一想，有没有可以联系的朋友？包括电话或者语音联系的。"

小由："这个倒是有的，我有两个关系很好的大学同学，遇到事情我们都经常通话。"

王老师："非常好，郁闷的时候可以给他们打电话，但是这还不够，身边的同事或者领导中，有没有可以倾诉的人？"

小由："我们副经理应该可以，他和我的关系还不错，比较理解我，为我的事情也跟公司说了很多好话，我还是愿意跟他交流的。"

王老师："非常好，其他同事呢？"

小由："没有啦。"

王老师："你们经常在野外作业，还是需要跟同事搞好关系。王老师给你追加一个作业，在一起工作的同事之中，交一个朋友，能一起吃饭、打球，或有任何的互动活动都行。"

小由："好吧，我尽量试试。"

王老师："还能想到其他人吗？"

小由："有一个远房亲戚在城里，可以考虑。有时我会去他家玩，他比较热情，但我们没有深聊过。"

王老师："很好，以上的人，你都可以当作你的支持系统，在必要的时候寻求他们的支持。除此之外，如果你不愿意打扰亲朋好友，我们心理机构与你们单位长期合作，你可以直接联系我们心理平台。另外，这里还有一条官方心理援助热线，24小时提供服务，你可以在有需要的时候拨打这条热线寻求帮助。"

"好的。"小由抄下了心理热线的电话号码。

王老师："如果你还想学习有关情绪管理的技术，我们再另约时间咨询，因为今天时间有限，后面还有需要访谈的员工。"

小由站起身："非常感谢您，跟您交谈很有意思。王老师，我先走了，再见。"

下午按照与部门领导商讨的设置，继续完成了后面两名职工访谈。正准备离开访谈室的时候，小由拿着一本笔记本走了进来，说："王老师，您今天提到的雪莱表达爱情的说法，我很感兴趣，我想麻烦您帮我写在笔记本上，可以吗？"

王老师有一丝丝惊讶地看了他一眼，然后说："没问题！"

于是欣然提笔，在他的笔记本上写了下来。小由双手接过他的笔记本，恭敬地感谢了王老师，离开了访谈室。

策略与技巧

1. 由于本案例是由领导层转介安排，在介入时需要十分重视当事人的感受，在不了解当事人的主观意愿的前提下，以集体访谈形式介入，防止当事人产生情绪波动和抵触。

2. 通过访谈了解到当事人对于自杀行为采取防御和否定的态度，故以讨论现实压力为切入口，未直接触及自杀行为本身。

3. 在干预过程中使用了澄清、面质等心理咨询技术，逐步引导当事人直面自己的自杀行为，并探寻了自杀的成因。

4. 此案例中，当事人自杀的重要原因与自我评价息息相关，表现的大多数是外归因的状态，但其实引起自杀的真正原因是内心的自我否定。发现了当事人的防御机制后根据其特定情况，没有立刻揭穿，避免让当事人产生自我价值和情绪的崩溃。

5. 在自杀干预结束时，需要与当事人协商制度安全计划，包括：当事人对于自己自杀想法的预测；建立安全环境，寻找和建立支持系统；提供有官方背景的专业求助资源。

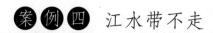 江水带不走

—— 一个地震后失去丈夫的女性

> 受过创伤的人会将他们的创伤重叠在周围的一切事物上，因此难以解读发生在他们周围的一切。要不就是创伤再现，要不就是难以解读，这之间没有中间地带。
>
> 人类最痛苦的莫过于爱与失去，因此治疗者要做的，是帮助人们了解、体验以及容忍生活的真实，包括其中所有的愉快和悲伤。我们痛苦的最大来源是我们的自我欺骗。我们应该尽可能诚实地面对自己的每种经历。人如果不知道自己所知道的，感觉不到自己所感觉到的，就永远不能痊愈。
>
> ——范德考克《身体从未忘记：心理创伤疗愈中的大脑、心智和身体》

案例介绍

在一个震灾后的居民安置区，心理援助组被安排在两个帐篷里，为居民们提供心理干预与支持服务。每天早上，援助组的心理老师和志愿者会和安置区内的未成年学生们（小学一年级到高中二年级）开展各种活动。太阳快落山的时候，有几个孩子会跑到援助组的帐篷来玩，其中有一个七岁的小女孩，名叫青竹，是安置区的"小明星"，有媒体采访过她，对他们家灾后的情况及救援情况做了报道，她还参与了电视台手语舞《感恩的心》的演出。由于她的爸爸在地震中失踪，灾后一个月还没有找到，已经被列入失踪人员名单。家里的大人几乎确定小女孩的爸爸已经遇难了，只是在没找到遗体之前，心照不宣，没有明说罢了。为了保护孩子，他们对青竹说："爸爸有一天会回来的。"小女孩天真快乐地参加心理援助组的各种活动，与所有的心理援助者和志愿者都很熟悉。

干预过程

一天上午，大约十点钟，王老师正在帐篷里值守，一个三十岁左右的妇女轻手轻脚地来到帐篷前，伸头朝里探望，看到王老师坐在里面，便用微弱和怯懦的声音说："老师，我有点问题想咨询一下，听别人说您是很厉害的心理老师。"

王老师热情地招呼她："你好，请进，坐下慢慢说。"

妇女小心翼翼地进入帐篷坐下，王老师观察到这位妇女在盛夏的酷热中与安置区其他人不太一样，显得干净整洁。但是，眼神散乱，表情木讷，带着几分忧伤。

王老师："我姓王，是心理援助组的心理老师，你能主动来我们这里交流，非常好。你有什么需要跟王老师说的吗？"

妇女："我是青竹的母亲，她很喜欢跟你们心理援助的年轻老师一起玩，和他们在一起，小孩很开心。来到安置区以后，我就想找人聊聊，但是看到心理援助组都是些小年轻，觉得他们难以理解我的感受，所以一直没来。前两天看到王老师来到了心理援助组，听别人说你做心理疏导的效果很好，我也观察了，王老师稳重、老成，所以想来与你聊聊。昨天就想来了，但看到你们人太多，没敢进来。刚才路过，发现今天只有你一个人值班，于是鼓起勇气想跟你说说我的想法。"

王老师："是的，你的女儿经常和我们的年轻老师一起玩，我也认识她，你有什么要说的？请慢慢说。"

青竹母亲沉默了一会："地震……我们家的房子倒了。那天我和女儿去走亲戚，房子垮塌的时候，家里只有她爷爷奶奶在。她爸开车做运输，至今没有下落，也不知道生死，我已经不抱任何希望了。大家都说，像她爸这种情况，很可能是山体滑坡被埋啦，或者掉进江里被水冲走了。时间慢慢过去，我越来越痛苦，很多时候会想到活着太没意思了，不如跳江算了。要不是有青竹，我恐怕已经随她爸走了。"

青竹母亲边说边哭，有点语无伦次。

王老师："你的女儿很可爱。"

青竹母亲："她一点都不懂事，王老师你也看到了，她整天就只知道玩，一副很开心的样子。"

王老师："地震本身没有给你女儿带来很大的心理阴影，在我看来是不幸中的万幸，她能够很快地融入帐篷区的生活，从某种程度上说是一件好事。"

青竹母亲："王老师，这也是我很纠结痛苦的一个方面，她爸爸现在还没有找到，我心里已经不抱希望了，很伤心。她被邀请去参加抗震演出，像个明星一样，大家都知道她，上课的时候她又坐不住，我经常会觉得恨她。"

王老师："我能理解你的心情，在目前这种状况下，你可能对青竹的要求有点过高了，你是不是希望她也和你一样处于悲伤、痛苦的状态，你才觉得安心？"

青竹母亲："好像是的，老师。她整天这样开心地疯玩，大家都捧着她，我觉得有种对不起她爸爸的感觉。"

王老师："你发现没有，我们安置区有很多小朋友，政府组织了各种社会力量帮助灾区，为他们安排了各种活动，目的就是让他们尽快走出灾害的心理伤害。对你女儿现在的表现，你可能在情感上难以接受，觉得有问题。但是从我们心理危机干预的角度来说，她没有产生过度的危机反应，保持了孩子的天真，是件好事。作为母亲，你如果能尽量地保护好青竹的这份童真，对她今后的成长将会非常有利。"

青竹母亲稍做思索说："好像是的，王老师，我也不可能指望她有像我一样的心情。"

王老师："你能理解孩子现在的状态属于正常状态，是好事情。你现在更应该关注自己的状况，尝试着调整一下你的心情。我想请你说说你自己的状况。"

青竹母亲："你不知道她爹对我有多好，他在工地上做运输，起早贪黑地忙碌，挣钱盖了新房，可还没一年，就被地震震倒了，现在什么都没有了。平常我说要出去打工她爹都舍不得，觉得他一个人就能养活我们全家了。目前大家都在安置区住，以后不知去哪里。我越来越想念她爸爸，一想到今后没有他的日子，我都不知道该怎么过，想到这些就有不想活下去的强烈感觉。"

王老师："在目前这种情况下，对未来生活的不确定性有担心是正常的，可以理解。你刚才说你之前什么工作都没做过，是吗？"

青竹母亲："做过一段时间，以前在她爸搞运输的工地上做饭。"

王老师："很好啊，这也是一技之长。能不能说说你这段时间睡眠和饮食的情况？"

青竹母亲："饮食是正常的，每天到吃饭时间跟大家一样去食堂打饭。在帐篷区也没什么事情可做，经常坐着发呆，越到夜深人静的时候越会想她爸，有时候还会伤心地哭，总在幻想有一天他会回来。偶尔也有整夜整夜睡不着的情况，人就觉得很疲惫没有精神。同村的人看到我这样的情况，都很同情我，甚至有人说要给我介绍对象，现在这种状况怎么可能嘛。要不是考虑到女儿的话，我真的会去跳江。"

王老师："你对丈夫的思念是正常的，换作其他任何人，也会有同样的表现，这都是可以理解的。经历了那么大的灾难，你现在的表现很坚强，这已经很不容易了。从我这个心理老师的角度来说，目前可以给你的最直接的帮助，是根据你的情况教你一些放松和应对失眠的方法，减轻失眠和思念对你的双重折磨。你愿意尝试一下吗？"

青竹母亲："可以的。"

王老师："我先说几个概念。首先，人们越睡不着觉，就越想控制自己的睡眠，这会让大脑进入到一种紧张状态。这种紧张状态会加剧您的思念，同时让你的思维更活跃，你就会进入到一种思念和紧张交替的过程当中。其次，睡不着觉也是一种让思念的痛苦得以持续的方式和理由，这让你在潜意识里感觉找到了一种心理平衡。"

青竹母亲："王老师你说得太对了，我只要不去回想这些痛苦的事情，就会觉得对不起他，这种想法让我身心疲惫。那我该怎么做呢?"

王老师："我们可以分两个部分来练习，一个是做放松练习，另一个是睡眠练习。现在请你用最自然、舒服的姿势坐好，王老师对坐姿没有特别的要求，只要你觉得自然、舒服就好。然后眼睛微闭，下颌微收，舌尖轻轻地接触到上颚，做三次深呼吸。做深呼吸的时候，意念全身肌肉放松，三次深呼吸以后，放慢你的呼吸，以不憋气为准，想象有一杯茶水，茶在杯子里无序地漂浮，你用你的意念静静地看着那杯水中漂浮的茶叶，慢慢地下落，放松……把你的意念集中在这个杯子里漂浮的茶叶上，它们在慢慢地沉淀，茶叶慢慢地落到杯底，这杯茶水越来越清澈，放松……入静……这杯水变得越来越透亮，你大脑的思绪犹如杯中漂浮的气泡和茶叶，一起飘落、沉淀，放松……入静……不要去搅动杯子里的水，让它自由地沉淀，你的大脑仿佛就是这个杯子，我们不要去搅动它。现在你的眼皮越来越重，睁不开眼睛，看着你的大脑变空，越来越透亮清明，你进入了梦乡。你脑中无论出现了什么想法、念头，你用你微微闭着的眼睛去观看它，来了就来，走了就走，不追求，也不排斥，让它们自由地在你的脑中飘过……放松……入静……"

跟随着王老师的引导语，青竹母亲斜靠在帐篷边进入了梦乡，王老师有意地没有再做任何引导，让她静静地处于这个状态中。

帐篷外，挖掘机、运输车和孩子们的叫声仿佛对她都没有影响。

大约过了30分钟，她抽泣着醒来，说："王老师，我好像做了个梦，梦到我在江边看到好几辆汽车掉进水里，突然出现山体滑坡，那些泥土带着我一起被冲到江里，我想喊救命就醒过来了。"

王老师："梦有很多种情况，其中最容易出现的是愿望的达成:一种是有补偿作用的梦，也就是你在成长过程中缺失什么就会梦到什么;还有一种是日有所思夜有所梦，刚才你做的梦，很接近后一种情况。如果你出现失眠的情况，可以用刚才教的方法让自己得到放松和休息。这在心理咨询中是一种意象的放松助眠方法。"

青竹母亲："好的，我试试看。"

王老师："你刚才说时常会想到去跳江，那我们现在来讨论一下自杀这个问题。你愿意吗？"

青竹母亲："愿意。"

王老师："现在你对这个问题是怎么看的？"

青竹母亲："王老师，如果不是考虑到女儿太小，我真的想去跳江。"

王老师："对跳江的想法，你有什么具体的计划和打算吗？"

青竹母亲："没有什么计划，我总是会想起我们村子里的议论，地震那天拉沙的大卡车被山体滑坡冲到江里，被江水冲走的画面。有时候睡不着觉，就会幻想我老公和他的大卡车一起被冲到江里去，这个画面会反反复复出现在我的梦里和想象中。有时，我觉得我应该跳江去追我老公。"

王老师："现在的情况下，你可能处于一种失去亲人的应激状态中，我想知道除了你反复提到的跳江，还想过其他方式吗？"

青竹母亲："没想过。"

王老师："最近你到过江边吗？"

青竹母亲："去过一次，我们村民小组组织去江边做祭奠活动，我在江边站了许久，流了很多眼泪，也想过要跳下去。因为有同村的姐妹一起陪伴，加上我自己始终没有勇气跳，只是想想而已。"

王老师："我们来做一个约定，你看看能不能接受。在近一段时期，不要去江边，如果你有想去的冲动，一定要告知他人，或者告知我们心理援助组的任何人，非要去的话，一定要有人陪你一起去，不能自己单独去。"

青竹母亲："王老师，你是担心我真的去跳江吗？我想我是没有这个勇气的，何况我还有女儿。"

王老师："是有担心，你自己也要有自我保护意识。我和你提的这个约定，你愿意做吗？"

青竹母亲："这个没问题，我应该可以做到，王老师请您放心。"

王老师："另外，我看到很多村民在安置区参加各种志愿活动，有修路、填石、挖沟、搭帐篷及别的活动，有可能的话，我希望你也能参加。"

青竹母亲："好，我可以做。"

王老师："你还记得刚才引导你放松入睡的方式吗?"

青竹母亲："我正想说这个事呢，我刚才在您的引导下睡了一会儿，这是地震以来睡得最踏实的一次，我想明天再请你带我做一下，我记得不是太清楚。"

王老师："没问题，你明天上午十点钟来，我再给你做引导和训练。"

第二天早上，王老师如约引导她做了放松入睡的练习，她又进入睡眠状态，睡了半小时。后来一段时间，只要是王老师值班，她都会来做交流，慢慢变得开朗了许多。

策略与技巧

1. 本案例是一个灾后应激反应有自杀倾向的案例，自杀的原因有哀伤、对未来生活的不确定、灾后失眠、对丧失亲人的痛苦和愤怒等。

2. 应激反应的四个阶段当中，当事人刚进入到逐步接纳期，主动寻求干预。干预过程主要分为两部分：一是根据生理、心理反应，引导和教授当事人放松、睡眠的方法，现场体验效果明显；另一部分是自杀倾向的预防。

3. 本案例在干预过程中和当事人交流讨论了她的自杀念头和是否有自杀计划等。讨论自杀本身的意义，是让当事人感受到被咨询师所接纳，让她的自杀念头得到释放，因此可以降低她的自杀冲动和欲望。

4. 干预中巩固和扩充了当事人的社会支持系统，排查了其可能实施自杀行为的因素，包括避免主动唤起哀伤反应（不去江边，要有同伴陪伴等）。

5. 这个案例给了我们一个重要的示范意义：让当事人逐渐地去走完应激反应的各个阶段，当她走出了第三个阶段后，实施自杀的可能性就会大大降低。只要进入到接纳期后，出现自杀行为的概率就会降低，我们更多的是要做好陪伴，不要有过多的干预。

第八章　丧失及哀伤辅导

哀伤，是一种因为失去所爱的人或事物而引起的生理和心理反应。丧失带来的身心"痛苦和不可控感"引发"哀伤"。生命中越是亲密的关系的丧失所产生的哀伤反应越强烈。一般情况下，重大丧失事件前三位的是：丧偶、失去亲人（父、母、子、女等）、离婚。

亲人的离世给当事人造成的哀伤是很复杂的。除了一般意义上的焦虑、抑郁、痛苦、伤心、无助感等，还有用言语难以形容的分离感、抽离状态、空虚感、无奈等。

生命中的丧失事件其实有很多。丢东西、失恋、失学、转学、失业、换岗、失宠、失信等，甚至还包括减肥、毕业、疾病、逃学、结婚等。丧失是人生命中难以避免的部分，人呱呱坠地时就经历了人生的第一次重大分离，丧失了海洋般温暖的子宫，且再也无法回到那个温柔之乡，不得不面对一个全新的、充满风险与挑战的世界。

丧失挚爱的亲人给当事人带来难以名状的痛苦。任何人在失去所爱和所依恋的亲人时其面临的境况既是一个状况也是一个过程，其中包括了悲伤与哀悼的反应。

弗洛伊德认为，当旧有的连接由于逝者的离去而消失时，如果心力从关系中被抽离释放出来的话，过渡性精神投入的过程就会开始。生者的情感会随着投入重温与逝者有关的每一个记忆，并持续地发现逝者不再存在这一现实而产生波动和抽离。随着时日的过去，这些经过不断投入和抽离的经历会逐渐转移到新的对象身上，直到生者的哀伤最终可以画上休止符。他还进一步推测，如果这一过程遇到异常的外在或内在干扰，当事人仍然停留在某种与逝者矛盾或被内疚支配的关系下，生者的精力难以转移，因而形成延迟、夸大或病理性的悲伤。

研究哀伤的荷兰心理学者 Stroebe 总结了悲伤过程假设，即当事人的一系列认知过程，包括直面丧失、回顾去世前后的事件、在心理上逐步与逝者分离的过程。它是一个积极和需要付出努力的过程。最重要的是当事人需要意识到亲人的丧亡事实，压抑情感表达是病态的现象。

哀伤需要完成的心理重建过程如下。

1. 确认和理解丧失的真实性，正视现实。

2. 表达、调整、控制悲伤。

3. 应对由于丧失所带来的环境和社会性改变。

4. 逐步转移与丧失客体的心理联系。

5. 修复内部创伤和社会适应功能，回归生活。

丧失和哀伤的心理过程与应激反应的过程基本相同，需要经历否认期、冲突期、接纳期、适应期等四个阶段，在不同阶段要制定相应的辅导、干预方案和措施。这些内容在本书的其他章节有详细介绍，这里不再赘述。

需要提醒的是，现实中，部分辅导者用自己的感受和认知"好心地"劝慰当事人，这是很不明智的做法。作为心理工作者要知道，在哀伤辅导中倾听陪伴更有效，更容易被当事人所接纳。我们应该意识到，当事人接受现实，平稳走完哀伤反应的各个阶段，是他必须完成的过程。另外，你可以用你学到的有关技术、技能帮助当事人实现自我和解。在哀伤辅导中，有仪式感的告别可以帮助你的当事人接受分离，更好地缓解心理依赖。

本章的案例根据不同的现实条件和情况运用了不同的方案。由于灾区条件所限，运用了意象对话、放松疗法、自由联想、认知行为疗法、精神分析等行之有效的方法。在条件允许的情况下，则可运用现场"有仪式感"的告别方式。

案例五 英雄之泪

—— 地震灾难中丧子父亲的心理危机

> 默认命运所决定的痛苦，是达到意志否定的一条途径。大多数人因自己的切身体验，因接近死亡的可能，而进入完全断念的境地，循着这种途径达到意志的否定；另有少部分人，能够洞察个体化原理，学会毫无瑕疵的善，对所有人怀有爱心，把世界的痛苦当作自己的痛苦，从而达到意志的否定。
>
> —— 叔本华

案例介绍

灾区某高职学校韩校长，五十多岁，他正在上高二的儿子在地震中不幸遇难。地震发生后的一个多月内，韩校长很少睡觉，强忍伤心和悲痛，全身心地投入到抗震救灾当中，是当地的"抗震英雄"。他拼命工作，日夜劳累，几乎没有休息的时间。他的朋友、同事、老师都明白，他是用这样的方式来麻痹自己，替代失去儿子的痛苦。大家劝他要注意身体，好好休息几天，他都拒绝了，表示看到那么多孩子在地震中遇难，心里太难受，根本无法入睡，能做什么就尽量做吧。

因为过度劳累，韩校长的眼睛布满了血丝，血压飙高，但他却拒绝吃药治疗。他强忍悲痛，不想让人看到他的悲伤，从没在别人面前哭过，但当大家讨论灾情的严重和破坏的惨状时，他会背过身去默默地流泪，悄悄拿出手帕擦拭。

在这个过程中，也曾有其他心理老师为他做过心理干预，效果不佳。

咨询背景————————————————————————

王老师到达灾区现场之后，在与当地学校的老师和心理志愿者交流时，他们都不约而同地介绍了韩校长，并担忧地说："王老师，韩校长太压抑了，我们很担心他的状态，担心他的身体随时会崩溃，大家都很焦急，能不能给一些建议和方法帮助他宣泄压抑的情绪，哪怕是让他哭出来也好啊！"

王老师解释说："心理干预与心理咨询的方式有很多，可根据具体情况选用有针对性的方式，但在灾区的现实条件下，有些方式无法进行。针对韩校长的情况，目前行之有效的方式可以通过意象对话加以引导，从而释放他压抑很久的情绪，同时这个方法也能起到告别仪式的效果，帮助他回归现实。"

然后，王老师给在现场的老师们教授了意象对话的方法和注意事项，老师们做了详细的笔记，表示这个方法对韩校长应该会很有效，显得很高兴，愿意去尝试。

第二天中午，学校的老师给王老师打来电话："王老师，我们已经把韩校长约到了我们这里，但是我们毕竟不专业、没经验，对为韩校长做干预没有把握，担心效果不好，反而适得其反，所以还是想请王老师亲自与他交流。如果可以的话，我们马上过来接您。"

王老师："可以的，没问题。"

咨询过程————————————————————————

在一间木头房屋里，王老师见到了韩校长，他刚从救灾现场回来，衣服上沾有尘土。大家进行了相互的认识和交流，王老师感觉到了老师们对韩校长的关心和担心，而韩校长本人则显得有些木讷和勉强，似乎有几分被动和被操控的感觉。整个气氛有悖于咨询的氛围，在这样的情况下，并不适合马上进行咨询。

于是，为了调节气氛，缓解大家的紧张感，王老师先与大家交流心理援助的具体情况，了解大家对心理援助工作的感受。交流过程中，王老师发现几位老师都表现出相似的紧张状态，便带领大家做了十五分钟的放松练习。经过放松练习，老师们都觉得身体轻松不少，相互交流各自的身体感觉，现场的紧张气氛慢慢地松弛了下来，人与人之间的心理距离也在渐渐消除。王老师向大家介绍了心理咨询的原则，重点介绍了保密原则，在征得韩校长的同意后，请其他老师暂时离开房间，只留下韩校长进行单独干预。

韩校长五十岁左右，身材高大，看起来身强体壮，国字脸，双眼布满血丝，眼神疲惫、涣散、迷茫。王老师意识到，当地的老师和志愿者们对韩校长的担心是非常有道理的，无论是他的躯体动作还是面部表情，都表现出一种强撑着面对现实的状态。由于在前一天与当地老师们的交流中，王老师已经对他的情况有了一些了解，故有意回避直接与他谈论有关地震的话题。

王老师紧挨着韩校长坐在一起，说道："韩校长，看你的整体状态不太好，是不是没怎么休息？"

韩校长："震后一直睡眠不好，想睡也睡不着。"

先以日常谈话进入访谈，避免谈论灾难情况和死亡，建立交谈的基础。

王老师："长期睡眠有问题，身体会受不了的，过一会儿我可以教你一个替代睡眠的方法，你愿意试试吗？"

韩校长："可以的。"

王老师："你最近的血压是什么情况？"

韩校长："好像是比较高。"

王老师："能具体说一下吗？"

韩校长："不一定啦，大多数时候低压 100 多，高压 180 多。"

王老师："这么高的血压，看医生了吗？"

韩校长："没看，也不想看，随它去。"一副对生死无所谓的态度。

王老师："我能理解你现在的复杂心情，悲伤、愤怒、无奈与绝望交织在一起。"

韩校长："您说对了，我体内有一种强烈的愤怒和悲伤情绪，老天如此残酷，我的儿子那么年轻可爱，为什么被埋的不是我？我愿用我的生命去换他。"

王老师："我能深深感受到这种痛苦，也能理解为什么灾后你拼命救人不休息，你是不是只有这样做失去孩子的痛苦才能有一点点的替代和减轻？"

韩校长用欲哭无泪的眼神看着王老师，沉默了一分钟，愤慨地说道："我看着年轻的生命一瞬间就没了，无论作为校长还是父亲，那么无力、无助。我恨老天爷，这么残忍，我怎么可能睡得着呢？"

王老师："我作为心理咨询师，对于世事无常引发的复杂情绪有所了解。一般情况下，我们在经历重大丧失事件后，都会经历哀伤的五个心理阶段，即：否认、愤怒、协商、抑郁、接纳。这是一个正常的心理过程，我感觉到你现在正处于第一和第二阶段的反复横跳中，困在这个阶段里，你内心就一直处在难以接受的悲伤痛苦之中。"

美国心理学家伊丽莎白·库伯勒·罗丝在她的《论死亡与临终》一书中，提出了"哀伤的五个阶段"。罗丝认为，哀伤是一种复杂且难以被理解的情感，无论是一个人面对灾难性的个人损失（工作、收入、自由），或是亲人逝去、失恋、离婚、受骗、面临绝症、宠物死亡等，哀伤的阶段都是相同的。

如果困在其中某个阶段，就无法真正达成内心的疗愈。

韩校长没说话，似乎在思考着什么。王老师耐心地等着，没打扰他的沉默。过了一会儿，韩校长说："王老师，我确实是无法接受这一夜之间的变化，那么的突然，让人悲痛欲绝。我也不想走出来，我甚至现在都还幻想我儿子还活着，只是还没找到。我都不敢闭眼，只要闭上眼睛，满脑子都是震后废墟的画面——散落在废墟中的文具和课本，还有孩子们的惨状。我只有

强撑着、拼命参加各种救援活动，才能暂时不去想那些情景，我也不知道接下来会发生什么，我还可以做什么了。"

王老师："明白，你们学校的老师和同事们都很关心你，他们担心你这样强撑下去，身体迟早会崩溃。"

韩校长："我真的能理解这些同事们对我的关心，我也能够感受到他们对我身体状况的担忧。他们曾经介绍过几位前来灾区做心理援助的老师给我，他们更多的是在倾听，他们介绍的方法我觉得没什么用，有时过度的关心反倒让我感到不自然，甚至有些反感。"

王老师："我从到这里第一天起，就听你的同事们讲了你的故事，我很敬重你、钦佩你。刚才向你介绍过我们经历重大丧失事件后的心理过程，我想我们今天是否可以尝试着一起往前走一走。"

韩校长静静地坐着，若有所思，没有回答。

王老师觉察到韩校长刚开始的心理防御状态有所降低，双方基本建立起了信任关系，可以进入到正式的干预过程。针对他所处的心理阶段，目前需要释放压抑的悲伤情绪，将自我隔离的心理状态过渡到下一阶段。

王老师："我先向你介绍一下我们要做的放松方法及其注意事项，如果你有任何的疑问，可以告诉我。"

韩校长稍显犹豫，说道："好的，王老师，您说。"

王老师："我们一会儿尝试将身体放松下来，双眼微闭，把注意力集中在左脚心（涌泉穴），无论站立、坐、卧，你都可以想象涌泉穴发光发热，并想象自己不好的情绪、体内不好的信息，都通过左脚心排出，流到很深的地下。这么做的意义是，对降低血压有所帮助，特别是对于心因性的高血压效果更好。在中国传统文化中，精气神是统一的，意识到哪里，气血就会到哪里，如果我们尝试把意识集中到身体最低位的涌泉穴，并能持之以恒，对调整血压是有益处的。当我们的意识集中在脚底时，其实也是在进行积极的自我暗示，我们把之前对愤怒等复杂情绪的关注，转移到了脚底，也可以分散精神上的痛苦，用涌泉穴发光发热的画面替代脑中浮现的创伤画面。接下来，我会分阶段，带你体验一遍刚才说的过程，同时带你做一个放松冥想，让你的情绪得到充分的释放。这样做可以吗?"

韩校长："可以，王老师，我愿意试一试。"

王老师："如果在练习过程中你感到任何不适，可以马上告知我，我们随时可以停止练习。"

韩校长："好的。"

王老师："现在请调整到你感觉最舒服的坐姿，眼睛微闭，下颚微收，舌尖轻轻地接触到上颚。深呼吸，现在请你放松头部……"

王老师引导韩校长从头到脚，由内到外的全面放松，按照前面介绍的过程，让他把不好的情绪、画面、压力等，通过左脚心排到地下，然后意识回到左脚心，让思想聚焦在此处。

在放松训练过程中，王老师观察到韩校长原本紧锁的面部表情逐渐缓和，紧绷的身体状态也松弛了下来，配合度越来越高。

这时，王老师加入冥想指导语："韩校长，现在请您想象眼前出现了一片绿色的森林，你穿过这片森林，看到一团亮光。"

"放松，请你注视着这团亮光，不要控制自己的思想和意识，让它们自由地跟随这团亮光，放松，放松……"

"在这团光亮之中，请你想象你和你的儿子在一起，想象你们在一起留下的最美好记忆的场景，放松……不要控制自己，你可以跟儿子做任何交流，在心中默念或者说出来都行。"

此时，韩校长轻轻握住了身旁王老师的手。王老师轻声、缓慢地引导："放松，韩校长，我就在你身边，你是安全的，放松……看着眼前的那团亮光，让你的思想融入其中。"

　　在这个练习过程中，咨询师要随时体察对方情绪变化带来的躯体反应，给予对方安全感，如果对方有任何不舒适，应该随时调整或终止冥想。

这时韩校长呼吸有些急促，表情变得很激动，眼泪夺眶而出不停地流。

王老师轻缓地说："韩校长，请你告诉你亲爱的儿子，你很好。"

"你和孩子的妈妈都很好，你们很爱他，非常想念他。"

"见不到他，你很痛苦伤心，你为他自豪，请他放心，你们会坚强地生活下去。"

此时，韩校长涕泪横流，王老师递给他纸巾，继续引导："韩校长，你的儿子也很爱你们，现在请想象你眼前这团光，化成一道金色的光芒，飞向天空，飞向太阳。"

"请你相信，你亲爱的儿子现在待的地方，比我们这个地方更美好，他不希望爸爸妈妈太过痛苦，他同样希望你们继续好好地生活。"

"你们会有美好的明天，他对你们的爱和你们对他的爱同在。"

韩校长眼泪成行，不停地擦眼泪，然后握着王老师的手说："王老师，谢谢你，我在那团光里似乎看到了我儿子的身影。"

王老师："你现在可以和那团光用心交流一会儿，把想对儿子说的话说出来，也可以在心默默表达，我会在旁边一直守护着你。"

韩校长嘴唇微动，默默地在说什么，眼泪更是抑制不住地往下流。

王老师没有打扰他，等了一会儿，继续引导："现在请你再轻轻地闭上眼睛，放松……注视着面前的那团亮光，与它自由地交流，把你这段时间所积压的思念、痛苦、愧疚、无奈都表达出来。"

"不要控制自己的情绪，让你的眼泪充分释放。"

王老师停止了语言的引导，静静地关注着韩校长，等了大约五分钟，看到韩校长不再流泪，轻声地说："请你现在把意识集中到左脚的脚心，把不良情绪通过脚心排到很深的地下。"

又过了两分钟，继续引导："现在请你慢慢睁开眼睛，双手用力搓掌，双手重叠在下丹田，意念气归丹田。"

韩校长认真地跟随引导语做完了放松训练。王老师问："现在有什么感受？头晕吗？"

韩校长摇摇头说："不晕。"

王老师："心慌吗？"

韩校长："不慌。"随即脸上露出一丝略带羞涩的微笑，显得轻松了很多。

王老师内心长舒一口气，感到这次针对韩校长的意象疏导是有效的。

　　咨询师时刻保持咨询过程中的觉察和稳定感，避免兴奋带来的激动，影响干预效果。

韩校长："王老师，刚才我仿佛像做了一场梦似的，这段时间各种复杂情绪交织在心里，现在突然感觉到轻松了许多。我回去以后能不能也这样做？"

王老师："你可以做任何的放松练习，但是王老师刚才引导的意象对话，建议你在有经验的专业人士陪伴下进行。"

韩校长："好的，我明白了。"

　　在以上的冥想引导过程中，咨询师有意地隐去了入静放松练习中的一些引导语，如："放松""入静""洞悉"等。因为在灾后的环境下，韩校长很难做深度的入静冥想，同时本次练习主要是引导韩校长的思想和情绪得到放松舒缓。

　　可以在进入正式引导前做几次呼吸调整，但如果总去强调呼吸本身，会将注意力集中到调整呼吸上，反而引起呼吸不畅。

王老师征求韩校长的意见："现在能不能请其他老师进来？"

韩校长："可以。"

几位老师进来后，看到韩校长的状态轻松了许多，不像之前那么紧绷着脸，气色也有所改观，大家显得很高兴。

韩校长面带笑容地对老师们说："谢谢你们大家对我的关心，王老师和我交流得很好，我现在感到比之前好多了"。

然后转向王老师，紧紧地握着王老师的手说："王老师，谢谢您，我这一辈子都不会忘记您。"

三天后，当地的老师来到心理援助的帐篷区，对王老师说："王老师，韩校长仍然在救灾现场忙碌，他让我们转告您，首先是要谢谢您对他的帮助和启发，他感到效果非常好。虽然暂时还未从丧子之痛中完全走出来，但是已经把很多愤怒的情绪处理掉了，这两天已经能够轻松地闭眼睡一会儿了，状态也好了很多，这是前段时间从未有过的感觉。同时他也感谢这么多爱心人士和志愿者的帮助，表示一定能从悲伤中走出来，请您相信他！"

老师接着说："王老师，专业的力量是强大的，您为韩校长做的疏导超乎意料的好，我们深深地感谢您。"

策略与技巧

1. 在重大灾难事件后，不同个体的应激反应差异性比较大，在进行干预的过程中，应根据被干预者的个体需求和所处的哀伤阶段特殊表现，设计针对性的干预方案和实操技术。

2. 在类似的危机干预中，需要由浅入深地使用干预手段，不要试图一次性把所有问题都解决。本案例是典型的示范，根据同事介绍情况和咨询师的观察，针对韩校长被压抑的情绪议题做工作，一旦情绪得到了舒缓，躯体症状也会得到相应的改善。

3. 本案例中的意象对话疏导过程，主要帮助被干预者释放情绪，正视哀伤，在咨询师的引导下进行了一个意象层面的告别仪式，告别仪式能帮助处在哀伤中的个体顺利过渡到下一阶段。

4. 咨询师在面对类似的创伤事件时，要实时地评估被干预者的心理水平以及承受能力。本案例涉及被干预者的创伤部分控制在了比较浅的程度。

5. 遵循无害原则，避免二次伤害。咨询师在引导意象对话时，也要具备将被干预者带出意象，回到现实的能力。

费斯汀格法则

费斯汀格法则指的是，生活的10%是由发生在你身上的事情组成，而另外的90%则是由你对所发生的事情如何反应所决定。

换言之，生活中有10%的事情是我们无法掌控的，而另外的90%却是我们能掌控的。这个比例虽然有点夸张，但是总体挺有道理的。

我们对外界的反馈，会带动外界给我们的回应。当我们采用不当的方式回应时，反而会给自己带来更多的伤害。

这就像一个池子，会不断地长出一些浮藻，我们处理得当，它们不会对池子造成多大影响。如果我们没有及时处理好，那么这些浮藻可能会发展为水华，进而使池子变成死水，发出恶臭。

我们之所以会一成不变，可能是环境一成不变。想要让自己行动起来，最好的方法是改变自己的环境。

同样的环境，当我们把注意力放在不同的地方，我们就会看到不同的东西，而这会影响我们对外界的判断。

而生活中有非常多的事情是模糊不清的。我们也不知道真相到底是怎样的。可是一旦我们看到的是负面的信息，那么我们就可能对他人或者外界抱以负面反馈，而他人或者外界觉知到我们的态度，又给我们负面反馈。

这就造成一个恶性循环。

总体来讲，人们主观构建的世界会极大地影响客观世界给我们的反馈，而外界的反馈又会影响我们的思维和行为。

掩不住的心碎

—— 初二男生失去爱犬与父母产生冲突

> 一只名为布克的狗，不让主人桑顿离开它的视线，形影不离地跟在他背后跑。每当桑顿摇动它时，它的心也随之荡澜；桑顿一松手，它就跳起来，抬起前脚，然后像个绅士，张开嘴巴，朝着桑顿露出欢快的微笑。同时，眼睛包含无限深情，喉咙里不时发出一阵颤抖的声音，似乎想说什么。这种含情脉脉的凝视，让桑顿一阵惊奇，他睁大眼睛对着布克喊道："天啊，你就只差不会说话了！"
>
> —— 杰克·伦敦《野性的呼唤》

案例概况

初二男生小伟，平时住校，周末才回家。每次回家，他心爱的大狼狗二虎都会在家门口迎接他，欢迎他回家。又到周末了，可以放松两天，还能见到二虎，小伟心里一阵高兴，可当他回到家时，却没有见到他的爱犬二虎像往常一样在门口迎接他。他问母亲二虎怎么不见了？妈妈告诉他，二虎从上周开始不吃不喝，于是爸爸妈妈赶快带它去宠物医院，做了治疗后它还是不吃不喝，状况越来越差，医生说是由于二虎太老了。没过几天，二虎就死了。

小伟一言不发走进自己的房间，关上门后失声痛哭，待在里面一直不出来。晚饭时，妈妈去喊他出来吃饭，他说不想吃，并冲着妈妈狂吼："我恨你们，我的狗病了、不在了你们为什么不告诉我？"

妈妈很无奈，不知该如何跟孩子解释。爸爸也来到小伟的房间，对他解释说："我们知道你和二虎的感情很深，它从小陪你长大，你非常喜欢它。当二虎不吃不喝的时候我们就立即带它去医院看了，是因为它太老了，它是老死的。我们没有告诉你，是怕影响到你在学校的学习，我和你妈已经找了个好地方把它埋葬了，这个你可以放心。"小伟突然愤怒地说："我不听，我不相信你们。"

爸爸说："不管怎么样，总得吃饭嘛，先吃饭好不好？"

小伟说："我不吃，请你们出去。"然后不再搭理爸爸妈妈。

夫妻俩很无奈，不知该如何跟他解释。晚上十点钟，妈妈放心不下，又去和小伟说："现在二虎已经被我们很好地安置了，你应该相信爸爸妈妈，先吃点东西好不好？别饿坏了身体。"

小伟一声不吭。爸爸见妈妈吃了闭门羹，就过去对小伟说："发生了这种事情，无论你是否能接受，都无法改变。希望你今天晚上好好想想，也希望你能理解我们。"

第二天一早妈妈去叫小伟吃早餐，见小伟木讷地坐在床上，像是一夜没睡。不管妈妈说什么他都不回答，也没有表情。妈妈吓坏了，赶紧告诉丈夫："你快去看看你儿子，他像变了个人似的，会不会出什么问题？"

爸爸听了后感到有些紧张，马上到小伟的房间，问他是不是不舒服，小伟还是没有反应，不理爸爸。这个时候夫妻俩着急了，不知道该怎么办，眼看周一要回学校了，小伟的状况依旧没有改善，便主动向小伟学校的心理辅导员求助。辅导员没有这方面的经验，于是给他们推荐一位专业机构的心理老师。

咨询过程

按照心理辅导员的推荐，妈妈联系上了王老师，为小伟预约了最近的咨询时间。周日下午，妈妈和小伟准时来到咨询室，小伟垂头丧气地跟在妈妈身后，情绪非常低落。

妈妈急切地说："王老师好，孩子学校的心理辅导员向我们推荐了您，希望您能帮帮我们。"

王老师:"谢谢你们的信任,请说说具体的情况。"

妈妈:"我们家的大狼狗二虎上周老死了。儿子小伟与二虎的感情很深,因为他住校,我们怕耽误他的学习,当时没有通知他。他这个周末回家,知道二虎死了以后,非常难受,责怪我和他爸没有及时告知他。我们怎么解释他都不听,整天关在自己房间发呆,不吃不喝,也不理我们。"

王老师:"按妈妈的说法,周末回家是前天晚上吗?昨天一天到现在都没吃没喝吗?"

小伟低着头没说话。

妈妈:"对,前天晚上到现在,基本没吃什么东西。"

王老师:"爱犬叫二虎,对吧?"

妈妈:"是的,二虎陪伴他有十多年了。"

王老师:"作为家长,你们没有告知孩子,就直接处理了爱犬的后事。虽然你们出于对孩子的关心,认为处理的方式很妥当,但是在王老师看来,的确有些不妥之处,没有考虑到孩子的感受。"

妈妈:"是的,当时我们只考虑到他会很难受,怕影响他的学习。现在看来是考虑不周。"

王老师:"所以小伟现在对你们有意见也是可以理解的。狗是很通人性的一种动物,又陪伴了孩子那么多年,他们感情一定很深。我们应该理解小伟对二虎离去的伤心和不舍。"

妈妈有点愧疚地说:"因为知道他和二虎的感情很深,不想影响到他的学习,当时才瞒着他做了处理。现在我也感觉到没有告诉他似乎不太合适,伤了他的感情。我现在该怎么弥补呢?还能做什么呢?事情都已经处理完了,他这样不吃不喝,和我们闹别扭,我们也很难过,也担心他的身体出问题,有种不知所措的感觉。"

王老师看着小伟说:"妈妈现在意识到了他们的做法不妥,也能理解你的伤心难过,你有什么要求和想法,现在可以提出来,看看我们还能做些什么。"

小伟面无表情，什么也没说，能够感受到有一种委屈、伤感的情绪在咨询室里流动。

王老师："现在请你考虑一下，是不是需要爸爸妈妈为没有告知你二虎的离去向你做一个正式的道歉？"

说完这句话，王老师有意地等待了两分钟，妈妈也静静地看着小伟。咨询室里出奇的安静，空气似乎凝固了。

小伟突然说："我和她没有什么好说的，也不需要她道歉，她只在乎我的学习和他们的面子，根本不管我的感受。"

王老师："明白，我能理解，你当着妈妈的面可能有些情绪或情感不愿表达。心理咨询最重要的原则是保密原则，王老师想请你妈妈到休息室休息一会，我们俩先交流一下，可以吗？"

妈妈站起来说："儿子，妈妈先出去，你有什么想法就和老师说。"

妈妈离开了咨询室。

王老师："你对心理咨询有多少了解？刚才说到了保密原则，心理咨询的另一个原则是有诉求的原则，你能来到咨询室寻求帮助，在王老师看来非常好。"

小伟气呼呼地说："我不想来，是被她骗来的。"

王老师："妈妈骗你了吗？"

小伟："对，我就这么认为的。她说带我去见一个'大师'，听听大师的建议，还能为二虎做点什么事情。她这么说我才来的，没想到是来见心理老师，如果事先知道我肯定不会来。"

王老师："哦，原来如此。那你能不能说一下你想怎么办呢？"

小伟："不知道。"

王老师："这样，我们一会儿来认真讨论二虎的事，现在先来聊聊你回到家知道二虎不在了时，你的感受和心情是怎么样的，可以吗？"

小伟："我听说二虎不在了，一下子接受不了，非常的伤心，它是我最好的朋友。老师，你知道吗？二虎是一只高大威猛又非常温顺的狼犬，耳朵特别地直，他的眼神特别像我，坚毅中透着忧伤，我每次被爸爸妈妈批评，或者不开心的时候，它都会静静地趴在我旁边，好像也很不开心的样子。"

王老师："我现在很理解你对二虎离去的不舍和哀伤。王老师认为你的父母不告知你二虎的情况，在你不知晓、不参与的情况下，就把二虎的后事办了，是不对的。王老师能不能这样理解，爸爸妈妈以不打扰你学习为由没让你参与二虎的事，你很愤怒，你现在处于悲伤和愤怒的情绪当中。"

情感反应、归纳总结。

小伟想了一下回答："是的。"

王老师："刚才听你妈妈介绍，你好像两天没有吃饭了，在这种情绪下没有食欲不想吃饭是可以理解的。老师想了解一下，你的睡眠怎么样呢？"

小伟："整天迷迷糊糊的，不管醒着还是睡了，满脑子都是二虎的样子，有时候会伤心流泪。"

王老师："我能够理解你现在的状态，但是你整天迷迷糊糊地想象和幻想二虎，会影响你正常的思维反应，王老师倒是有一个建议，你看看行不行。你有二虎的照片吗？"

说到二虎，小伟有了精神："有很多，还有我和二虎一起拍的照片。"

王老师："我们可以把它们打印出来，贴在你房间的墙上。当你想二虎的时候，就看它的照片，用真实的图片替代你的想象和思念，这种方式可以消除很多想象带来的虚幻和悲伤。"

小伟："老师，我担心看到它的照片反而会让我更伤心。"

王老师："有这个可能，照片打印出来还有另外一个重要的事要做，我们需要用二虎的照片与它做一个正式的告别仪式。"

小伟好奇地问："告别仪式？怎么做？"

王老师："把你想对二虎说的话都说出来，你可以来咨询室我们一起做，也可以在家里做，如果在二虎经常陪你玩的地方做，效果可能会更好。你也可以问问你爸妈二虎埋在哪里，带上一些它喜欢玩的玩具、喜欢吃的东西到它的坟墓前，和它做一个告别。你可以邀请爸爸妈妈以及你的好朋友一起参加这个告别仪式。"

小伟有点动心："我想一下。"

王老师："你现在能想得出跟你的爱犬告别时要说些什么吗？"

小伟："想不出，我不知道怎么说。"

王老师："你可以这样说，我的童年有你陪伴我很开心，你离开我，我很伤心；或者这样说，没能够来送你，我很难受，希望你在另一个世界过得好。类似的表达都可以。"

受到了启发，小伟说："王老师我知道了。我要跟它说：我长大了你却走了，我很舍不得你，很想你。"

王老师："非常好。你再考虑一下，告别仪式是来咨询室让王老师陪你做，还是在家让爸爸妈妈陪你做？现在请你妈妈进来，我们一起商讨这件事怎么办，如果你有其他要求，也可以直接对你妈妈说，好吗？"

小伟："好的，王老师。"

妈妈回到咨询室，看到小伟的精神好了很多，紧张的表情放松了下来。

王老师对妈妈说："刚才小伟和我做了真诚的交流，他对失去二虎很伤心，对你们没有及时告诉他二虎的情况感到生气、难过。不管出于什么原因，既要把事情做好也要考虑孩子的感受，希望你能够理解这一点。"

妈妈："是的，王老师，这两天我也在反思，已经感觉到了我和他爸的做法有些不合适，有点忽视儿子的感受了。"

说完后，她看了看小伟。

王老师："通过刚才和小伟的交流，发现他是一个很懂事、很重情义的男孩。关于二虎的事情，后面该如何处理，有两件事情需要你们家长配合完成，现在想听听您的意见。"

妈妈："老师您说，我愿意配合。"

王老师："首先，小伟希望和二虎做一个有仪式感的正式告别。告别仪式需要准备二虎的照片，以及二虎平时喜欢吃的和玩的东西，至于告别仪式是来咨询室做，还是在二虎的墓地或者其他地方做，由小伟自己决定。他还没想好，决定了会告诉你们。希望你们能参与，并帮助他完成上述的仪式。第二，为了减轻小伟对二虎的想象和思念，我们交流商定，由小伟选择一些二虎的照片，打印出来布置在他的房间里，打印什么，如何布置，按小伟的想法去做，你们不要干涉。这两件事需要你们家长的配合，可以吗？"

妈妈："完全没问题，儿子想怎么做，我们都听他的。"

小伟插话说："我要去埋它的地方看看，在那里跟它做告别，把它最喜欢的玩具送过去陪伴它。"

妈妈马上回答："好的，儿子，没问题。"

王老师："至于告别的内容，小伟想对二虎说什么，他自己会设计，你们的任务主要是陪伴和支持。你们家长觉得如何呢？"

妈妈："没问题，回去就马上办。"

王老师问小伟："你还有什么想法和要求吗？"

小伟想了一会儿："我想请我的好朋友小文和雨萱一起参加，他们也很喜欢二虎，平时经常来看它。别的没什么了。"

妈妈似乎很高兴，对小伟的要求有求必应："好的，邀请他们一起来。"

王老师对小伟说："那你回去以后，是不是可以吃点东西了？还生爸爸妈妈的气吗？"

小伟还没回答，妈妈就抢着说："儿子，对不起，都怪我们太自作主张了，没有顾及你的感受。要不要重新买一条狗给你？"

小伟一口回绝："不要。"

王老师："重新买狗的事情，我认为应该尊重小伟的想法，以后再慢慢考虑。目前他还处在对二虎的思念中，很难接纳别的宠物，所以一时难以接受妈妈的建议。"

小伟有些感动："是的，老师，还是您懂我。"

王老师："现在请你考虑一个问题，你是不是属于一个比较情绪化的男生？"

小伟不解地看着王老师，好像没听懂。

王老师接着问："你知道狗的寿命一般是多长吗？"

小伟："好像是十到十五年。"

王老师："十到十五年，那就意味着你跟心爱的宠物狗总有分别的那一天，这是自然规律。所以王老师觉得你可能应该了解自然与生命这个课题，对爱与别离有所认知。同时也学着了解自己，学着管理自己的情绪，成长为一个懂得爱、懂得分离的'男子汉'，然后再去考虑是否需要养新的宠物狗。"

小伟："我暂时还是不考虑养新的宠物狗。谢谢王老师，我会试着去理解您的话。"

咨询师小结

1. 父母以担心影响孩子学习为由，不及时告知孩子实情是对孩子的一种不尊重和伤害。

2. 跟宠物狗的告别仪式是让小伟学习生命教育议题及心灵成长的方式。

3. 在培养孩子的过程当中，家长们须注意不要用宠物来替代孩子的社交，以免造成孩子社交能力的欠缺。

4. 有仪式感的告别，对分离和哀伤进程具有抚慰和促进作用。

策略与技巧————————————————————————

一、哀伤辅导

(一) 哀伤的定义

一个人在出生和死亡之间所失去或破灭的东西数不胜数，可以是人，也可以是有生命的动植物，或者任何无生命甚至无形却又灌注了情感的事物。比如，一个梦想或理想、一次机会、一段关系等，因此，损失或丧失成为生命中不可避免的一部分。Machin 曾总结了以下三种分类。

1. 成长性丧失。婴儿呱呱坠地是人出生以来第一次体验丧失，失去的是停留在母亲腹中的舒适和安宁；随之而来的可能是弟妹的诞生，失去的是过去那份无须与人分享的父爱和母爱；入学标志着我们与父母的进一步分离；青春期身体的种种变化提醒我们儿时已经不再；失恋、单恋或暗恋因付出的情感得不到回应也带来不同程度关系上的损失；毕业、就业、失业、下岗都属于告别一个曾为我们提供保护与哺育的学习和工作环境。这些发展性的损失，有些是源于自然规律，人无法控制；有些源自人所作的选择，但都是人们有机会遇上，或周而复始、循环往复地发生着的经历。

2. 创伤性丧失。相对于成长性丧失，创伤性丧失并不是每一个人必须或常有的经验，这种丧失带来的压力与创伤，源于它的突发和不可预测性，诸如天灾人祸、战争、被虐待、遗弃、性侵犯、离婚等。成长性的丧失同时可能具有创伤性特点，而创伤性丧失的影响亦会有程度上的差异。

3. 预期性丧失。有一些丧失尚未真正发生，却在人的预期之内，称之为预期性丧失。这些预期的损失会为人们带来预期性悲伤的反应，这些反应常见于被诊断为长期疾病或不治之症的病人及其家属中。预期性悲伤的反应有其适应性作用，帮助病人与家属准备去面对真正降临的损失。然而过久的预期悲伤可能会导致过早的情感抽离与耗尽，对病者和亲友都会带来负面影响。

比如，产生深深的内疚、愤怒、绝望及其他复杂情绪。

哀伤是人们在面对丧失时产生的一种共同反应。悲伤主要指一个人在面对损失或丧失时出现的内在生理、心理反应。

在合理范围内表达哀伤情绪和哀伤反应是释放哀伤的一个必要途径，如果哀伤反应的强度过于强烈或者持续时间过长，致使人们长时间沉浸在哀伤情绪之中，会直接影响人们的身心健康。

（二）哀伤的阶段

美国心理学家伊丽莎白·库伯勒·罗丝在《论死亡与临终》一书中提出了"哀伤的五个阶段"，分别是否认、愤怒、讨价还价、悲伤和接受五个阶段。如果在某个阶段被困住，哀伤的过程就没有完成，也就没有疗愈。只有完整地经历了五个哀伤的阶段，才能从哀伤中真正恢复。即便面临的是同一个哀伤事件，不同的个体经历的哀伤阶段也是不同步的，个体会按照自己的疗愈速度进行恢复，有可能同时处于一个以上的阶段，有时候甚至会出现进一步、退两步的情况，这都是哀伤五阶段中正常的反应。

（三）哀伤辅导的定义

尽管阶段性的哀伤反应是必然持续的一个过程，但并不代表面对哀伤我们就无能为力。哀伤辅导的目标是协助当事人在恰当的时间内以恰当的方式引发正常的哀伤，让当事人体验失落感，正确处理已表达或潜在的情感，克服失落后再适应过程中的障碍，以健康的方式坦然地将情感投注在新关系里，逐渐地修复内部和社会环境中的自我。

（四）哀伤辅导的任务

1. 接受丧失。

当丧失发生时，当事人第一反应通常是否认，包括否认事实和这一事实带来的影响，表现出保护性反应（如情感麻木、健忘症、认知回避等），言语上表现为"这不可能……"等一系列否认的话语。同时有些当事人虽然接受"失去"这一事实，但否认"失去"对自己的影响，比如说"失去了，我不在乎……"。此否认反应是真实的、正常的第一反应，但只允许短时存在，若一直持续则为异常，即表现出明显的防御机制，很不利于当事人的心理健康。此时辅导者要引导当事人面对现实，接受丧失不可扭转的事实及其带来的影响。

2. 经历悲伤的痛苦。

丧失意味着失去，失去必然痛苦。所以经历丧失后，哀痛是必然的，也是正常的。当事人要接触哀痛、感受哀痛、表达哀痛，而不应该压抑哀痛。所以经历丧失后，恰当的做法是承认、面对并适当表达由丧失导致的各种情绪感受。

3. 重新适应环境和自我世界。

丧失导致的直接后果是原有生活节奏与习惯被打乱，自我形象遭到动摇。如亲人或好友的去世将导致他们在当事人生活里角色位置的缺失，故适应生活中的缺失是当事人经历丧失后的一项艰巨任务。若是身体伤残、希望等丧失，将直接导致当事人自我形象、自我认识的颠覆。此时树立新的正面自我形象、意识、生活观等非常重要。

4. 将情绪活力重新投入其他关系和正常生活。

当事人接受丧失事实，重新调整自己适应环境和自我世界后，应将情绪活力重新投入到其他关系和正常生活中。此阶段未完成的典型表现是不再去与其他人建立关系。真正完成哀伤过程的当事人对生活应重新充满希望，用心构建自我世界，营造良好的人际关系。

（摘录自云南师范大学《哀伤辅导手册》）

二、哀伤辅导理论和技术的运用

根据长期的培训和咨询经验，我们有必要强调，在哀伤辅导中很多理论和技术可以整合运用，例如整合心理学、人本哲学、分析心理学、精神分析、意象对话、自由联想等。作为心理咨询师，你所掌握的理论和技术在实际操作中，要根据来访者的具体情况选择他们可以接受并适合其特点的理论和技术。

在哀伤辅导中对来访者的文化背景、宗教背景、心理特征要有所了解，以避免产生不良影响或二次创伤。

例如，"空椅技术"常常被运用在告别仪式中。如果你的来访者有某种场景恐惧或特定恐惧，那么空椅操作很可能使他产生对"空椅子"场景的恐惧和二次创伤。

> **空椅技术**：空椅子技术属于格式塔心理学流派，是目前应用比较广泛的一种心理治疗技术。其技术本质上是一种角色扮演，在咨询师的指导下，来访者分别坐在两把相同的空椅子上扮演不同的角色持续对话。具体来说，空椅子技术有三种形式：倾诉宣泄式、自我对话式和他人对话式。

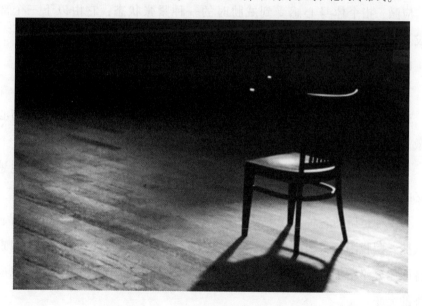

第九章 应激反应

应激，指个体身心感受到威胁时的一种紧张状态，它由以下三个部分组成。

1. 应激源，即造成应激或紧张的刺激物。

2. 应激本身，即特殊的身心紧张状态。

3. 应激反应，即对应激源产生的生理和心理反应，亦称生理应激与心理应激。

个体对应激的反应有两种表现：一种是活动抑制或紊乱，甚至发生感知记忆的错误，表现出不适应的反应，如目瞪口呆、手忙脚乱、陷入窘境等。

另一种是调动各种力量，活动积极，以应对紧急情况，如急中生智、行动敏捷、摆脱困境等。在应激状态下，人体系统发生激烈变化，肾上腺素以及各腺体分泌增加，身体活力增强，使整个身体处于充分动员状态，以应对意外的突变。

适当强度的应激反应对人有着积极意义，它们可提高人的警觉性，增强身体的抵抗和适应能力，也可以增进工作和学习的效果。然而，如果应激反应过于强烈、过于持久，那么不管这些反应是生理性还是心理性的，都将对健康不利，甚至会有危险。所谓"心身疾病"，便是一类与过强、过久的心理应激反应有关的躯体性疾病。

当个体经过认知评价而察觉到应激源的威胁后，就会引起心理与生理的变化。这种反应是应激的表现形式。

1. 应激引起的心理反应，可分为积极的心理反应和消极的心理反应。积极的心理反应是指适度的皮层唤醒水平和情绪唤起，注意力集中，积极的思维和动机的调整。这种反应有利于机体对传入信息的正确认知与评价、应对策略的抉择和应对能力的发挥。消极的心理反应是指过度唤醒紧张焦虑，过分的情绪唤起情绪激动或低落抑郁，认知能力降低，自我概念不清等。

2. 应激引起的生理反应：生理性应激反应及其恢复过程称为生理应激，它包括三个阶段。

（1）对刺激产生直接反应及代偿反应，比如运动中呼吸加快、血压升高、肌肉紧张、惊恐尖叫、逃跑等；

（2）对刺激出现适应，如身体适应了刺激，细胞活动加强，抵抗力增强；

（3）刺激停止后的恢复过程，应激反应逐渐消失，体内环境恢复到刺激前的状况。由于适应机制的存在，这时体内环境可能有所改善。

3. 病理表现：惊恐发作、幻听幻视、疑病等。由于病理方面的状况属于专业医疗的治疗范畴，在心理咨询和危机干预中建议转诊，在此就不做详细讨论。

结合当事人的特点和应激反应的特殊性，本章案例综合运用了有关心理学的诸多理论和技术、技巧，根据实际需要将精神分析、个体心理学、认知行为流派、分析心理学、整合心理学、自由联想、早期记忆、儿时创伤、情结、意象对话、沙盘理论、释梦、放松冥想、从众心理、退行等理论和技术有机地结合运用，起到了很好的效果。需要说明的是，在应激反应中，无论是积极反应还是消极反应，都是正常的。大多数情况下，消极反应也有积极的意义，比如尖叫、逃跑，其实是本能的自我保护意识的一种反应。由于应激反应的个体性以及特殊性，在咨询和干预中要根据当事人的具体情况制定适合其自身特点的规划和方案。例如同是嗅觉偏离，有的可能是成长的记忆固着，有的可能是性格多疑，有的则可能是就是嗅觉敏感所致。

挥之不去的气味

—— 应急救援队员的应激反应

> 南非精神病学家沃尔普于1958年创立了系统脱敏疗法，其基本原理是经典性条件反射。人类的学习过程就是"条件化"的过程，所以，如果有焦虑的人们能够"去条件化"，那么他们先前习得的恐惧就会通过反向学习而消除。"交互抑制"的原理认为，个体不可能有相对不同的情绪同时发生，譬如高兴和不快。因此，要消除不安或恐惧的负性情绪反应，就要有相反的正性情绪反应来进行抑制，从而抵消负性情绪。

咨询背景

初春的一个下午，风中还带着些许寒意，培训中心教室里，王老师刚刚完成面向心理培训班学员的讲座，正与其他同学交流的时候。手机铃声响起，电话是应急救援中队的领导打来的。电话中，中队领导语气急切地说："王老师，您好，我们需要您的帮助。我们今天出警，在执行任务过程中，有四名救援队员在搬运腐败尸体后，出现了头晕、恶心等反应，腐败尸体的画面和气味一直在脑中挥之不去，情况比较严重。如果可以的话，我们希望您今晚来给他们做心理辅导。"

王老师："中队长好，你们领导对出警应急人员的关心，很是让人感动，我们一定配合你们的工作。我们会在今晚七点到达你们中队，到达后先了解情况，然后再制定针对性的干预方案。"

中队长："非常感谢！晚上见。"

第一次干预过程

晚上七点，王老师及其团队按时来到应急救援中队。刚进入营地，便看到几位队员正在操场上燃放鞭炮，响亮刺耳的鞭炮声持续了好一会儿才结束。助理老师纳闷地问："今天是什么节日吗？你们怎么会放那么多鞭炮？"

一个队员回答说："我们中队今天出警，搬运处理了一个腐败的尸体，大家觉得有些晦气，所以需要放鞭炮驱一下。"

第一阶段：收集相关情况信息

中队领导在办公室里热情接待了王老师一行，并详细介绍了出警队员当天执行任务的过程，以及他们后续出现的心理及生理的不适。综合分析了具体的情况后，王老师及助理与中队领导一起制定了具有针对性的心理危机干预方案。

1. 向应急队员了解救援过程和身心反应。

2. 参与执行任务的队员与领导、老队员、心理老师一起交流讨论，让老队员讲述和传授类似情景的应对方式。

3. 对本次出警的四名队员做吐纳、冥想、排解等引导。

4. 根据每一个队员的个体差异，制定出下一步的干预方案。

老队员讲述曾经的类似经历和应对方式，可以引导新队员的正常化过程，这里应用了从众效应的正向意义。

正常化技术：当一个人遇到负性事件时，大多数人都会产生类似的负面情绪和心理困扰，正常化技术就是让来访者了解到自己所遇到的问题、困扰并不是特殊的，来访者了解到自己并不是一个孤立的、不正常的个体。

从众效应：从众效应是指人们自觉不自觉地以多数人的意见为准则，作出判断、形成印象的心理变化过程。

干预方案制定好以后，他们一同来到团队辅导室，队员们已经集合在那里等候。中队领导作了简短介绍，要求大家积极配合心理干预工作。王老师看到队员们的神情有些凝重，团辅室里的气氛稍显严肃。为了活跃气氛以便心理干预的顺利开展，他说道："很高兴认识大家，我觉得你们非常了不起，小时候曾经想过要当一个英雄，很威武的样子。今天看到你们，觉得你们就是我心目中的英雄。"

队员们听了后笑出了声，紧绷的神情瞬间放松了许多。

看到气氛有些缓和，王老师继续说道："我很钦佩你们，今天就是来和大家聊聊天，现在先请参加救援任务的四位队员分别说说你们救援时的情况和当下的生理、心理反应。"

> 让当事人讲述他们自身的感受，一是了解真实情况，二是"表达"可以帮助当事人排解情感。英语词汇 Emotion（情感），其拉丁词根含有 Move out（移出，迁出）之意，因此，与他人分享，能够辅助排解某些情绪，而不至于深陷其中不能自拔。

队员甲（班长）首先站起来说："在应急救援现场，我和队员乙一起直接搬动腐败尸体，在装入尸体袋时，尸体散发出了一股臭味，那是我有史以来闻过的最恶心的气味。之后我们四个人一起把它抬出来，并送到殡仪馆。从那时起，腐败尸体的景象和臭味一直在我的脑中闪回。"

> **闪回现象：**创伤后应激障碍的症状之一，是指当事人在思维记忆或梦中反复、不自主地涌现与创伤有关的情境或内容，也可出现严重的触景生情反应，甚至感觉创伤性事件好像再次发生一样。

王老师："还有其他反应吗？"

队员甲："总觉得身上有异味，洗了三次澡，还是感觉洗不掉。"

说话时，队员甲往旁边挪了挪，似乎想离其他队员远一点，然后补充说道："晚饭时感觉恶心，吃不下饭。"

王老师又看向其他队员，问："另外三位队员有什么反应呢？"

队员乙："我跟他差不多，恶心、不想吃东西，到派出所做笔录的时候，大脑里总出现那具尸体的画面。"

队员丙："我还好，就是那个刺鼻的气味在脑子里挥之不去。"

队员丁："我也是感到恶心，主要是对气味的反应。"

王老师："你们有害怕的感觉吗？"

他们都说不害怕，就是感到恶心、不舒服。

王老师："大家的反应比较相似，都感到恶心，被画面及气味困扰。现在，我们请其他老队员分享一下，在他们曾经遇到类似场景的时候，都有什么样的感受？是如何应对的？"

一个老队员说："这种情况我见多了，刚开始时，也会有类似反应，慢慢地就麻木了，现在基本上不会有什么影响了，习惯了就好。"

王老师问他："假如你现在遇到这种情况，比如参加今天这样的行动，还会不会影响睡眠和饮食状况？"

老队员："不会，已经习惯了。"

另外一个老队员说："我曾经抬过火灾中的遗体，反应比较严重，很长一段时间里，时常会恶心。过了这么多年，现在碰到这些类似的场景，不再会有反应了。"

第三个老队员说："做我们这个工作，难免遇到类似的情况，我早就习惯了。不管什么情况，该吃吃、该睡睡，想也没用，时间一长，基本就不会被这种事情困扰了。"

老队员们争相发言，把各种灾难救援说得风轻云淡，他们的平静的表述和淡定的表情，给这四位新的队员一种正向暗示和引导。

第二阶段：引导放松和意象疏导

王老师："老队员们分享的经验，希望给新队员一些启示，他们也是从新队员走过来的，你们现在的感受是正常的。针对你们的反应，我们现在来做一个放松练习和宣泄处理，再做一个意象疏导的疗愈。这些过程可以激发你们自身内在的潜能，释放不良的感受和情绪，帮助你们重新建立正常的心理平衡。"

意象对话技术是从精神分析和心理动力学理论的基础上发展出来的，这一技术创造性地吸取了梦的心理分析技术、催眠技术、人本心理学、东方文化中的心理学思想等。它通过诱导来访者做想象，了解来访者的潜意识心理冲突，对其潜意识的意象进行修改，从而达到治疗效果。

队员们听了后都表现出了兴趣。

王老师："现在请你们四个人站成一排，先做三次深呼吸。"

等队员们做完深呼吸，王老师开始引导："眼睛微闭，全身放松，头放松，颈椎放松，胸放松……从头到脚放松。不要控制自己，用意念想象有一团火焰在下丹田熊熊燃烧。胸腔、鼻腔、脑腔中的记忆化作浓滚滚的黑烟从头顶百会穴冒出，在头顶上方的天空中飘散……"

队员们认真地跟随王老师的引导，王老师也在观察每一个队员的身体姿势，有的肩膀倾斜，有的紧皱眉头，有的面部紧绷，还有的身体摇晃。

王老师继续引导："放松，不要控制自己的身体，想象胸中、鼻腔中所有的污浊在熊熊的火光燃烧下化作浓烟，从头顶飘散，请你们保持这个状态。"

在整个过程中，王老师和助手一直在仔细观察每位队员的行为状态，如果发现任何一个队员出现不适的状况，便会及时暂停干预。

第三阶段：吐故纳新

过了几分钟，队员们没有出现异常反应，王老师便继续引导："现在请你们想象，丹田的火光穿过胸腔、喉咙、眉心、头顶、从百会穴涌出。全身发光、发热，今天所有的记忆化作火焰消散……"

"现在，请你们想象火光收回到丹田，丹田处发光发热，请你们跟着王老师的引导做深呼吸（吐纳），鼻吸口呼、长吸长呼，吸——呼——吸——呼——想象在一个绿色的森林当中，清新的空气随着你的呼吸，到达你的肺、你的血液，流向全身，请你们保持这种吐纳的呼吸状态，吸——呼——吸——呼——"

队员甲刚开始时做得不理想，也许由于他是班长，责任心让他不时地睁开眼睛观察其他队员的状态，从而扰乱了自己的节奏，没能完全进入到放松的状态。

王老师及时地引导说："请把你的意识集中在你自己身上，跟着老师的引导语想象，不要去关注其他人的反应。"

慢慢地，队员甲也进入了放松状态。

第四阶段：结束放松

四十分钟后……

王老师开始进行结束阶段的放松引导："请大家慢慢睁开眼睛，快速搓掌让双手发热，双手搓脸，双手重叠顺时针揉下丹田，同时意念气血归入丹田。"

等大家完成了这一系列动作，王老师继续说："现在请大家举起双臂，尽量往高处伸，越高越好，往上伸的同时吸气，握紧双拳往下挥臂，脚用力地跺地，同时大吼一声'哈！'，然后呼气。重复三次。"

四位队员跟随王老师一起做完这一系列动作。

王老师："现在请大家感受一下，身体有什么感觉？"

四位队员互相对视，有的抬腿，有的捶打自己的手臂，似乎在确认自己的感受。

乙："在这个过程中我感觉很舒服，现在有一种轻松的感觉。"

丙："老师，我感觉胸中开阔了许多，但我似乎感觉到我的站姿是斜着的，像是站不直一样。"

王老师："你的感觉是对的，因为你的肩颈一边紧一边松。你在刚才的练习当中，肩膀是向右倾斜的，说明你右边的经络比较紧，以后要加强筋络的疏通练习。"

丙："的确，我的右肩膀已经痛了好长时间了。您是如何发现的？"

王老师："一个人越是放松的时候，他的姿态就越能体现出他筋络的状态。刚才你进入了比较放松的状态，就能看出你的问题所在。"

丙："那我需要怎么做才能缓解呢？"

王老师："可以做的方法有很多，现在我先分享一个简单的方法。你平时无论是坐着还是站着的时候，都要保持身体的中正。另外，尽量每天在单杠上用双臂挂杆五到十分钟，不要用力拉扯，让身体自然下垂。这个方法对舒展你的肩背筋络有一定的帮助，你也可以根据你自己的习惯做一些适合你自己的舒展运动，比如展臂、下腰等。可能的话，还可以做一点颈肩的按摩。"

丁："老师，你刚才带我们做的这个训练，做完之后身体有发热的感觉，我们平时可以自己做吗？"

王老师："最后一个步骤吐纳与冥想可以自己做，每天早晨在树丛中做吐纳和深呼吸，同时想着下丹田发光发热，效果会更好。前几个步骤不要单独做，如果需要，请你们的领导安排，在专业老师的带领下再做意象对话练习。"

丁："懂了，老师。"

甲："老师，我还想咨询一下睡眠的问题。"

王老师："你的睡眠有什么问题？"

甲："我经常睡不踏实，半夜容易醒。"

王老师："试一试刚才练习的放松呼吸的方法，对改善睡眠会有帮助。"

时间已晚，王老师说："通过放松练习和宣泄处理，很高兴看到大家的状态都有了改变，希望大家坚持练习，效果会更加明显。今天的集体干预就到这里结束，如果大家还有其他问题需要和我们交流沟通，我们可以下周另约时间做一个针对性的个体咨询。"

对四名应急队员的干预到此告一段落。

咨询师小结

对于这一类型的危机干预，我们应用了吐纳放松冥想、意象对话练习。

1. 放松+吐纳。

2. 冥想+观息。

3. 观想+释放。

4. 身心意合一，排除一切不良障碍和不良信息（将应急队员体内的污浊之气和闪回画面清除，减轻气味记忆对应急队员正常生活的干扰）。

应急队员在没有老师引导下可以做呼吸放松练习，但意象对话练习最好是在有经验老师的带领下练习，避免操作不当导致创伤记忆加重。

对于类似的情况，吐纳与放松冥想法的效果会比较明显，咨询师需要评估个体差异，规划练习的次数，对这种不良记忆比较敏感的人，可以定期（比如每周一次）由指导老师带领做上述练习，疗愈效果会比较好。

第二次干预过程

三天后王老师与助理又来到救援应急中队，对四位队员进行第二次干预。

助理将不同颜色的卡片放在桌面上，然后请每个队员选择一张代表自己当下心情的彩色卡。甲选择了绿色，乙选择了灰色，丙选择了红色，丁选择了蓝色。

色卡代表当下内心的外化，颜色是体现当下心理状态最直观的一种表现形式。

王老师让他们分别讲述为什么要选择这个颜色，并描述一下各自的睡眠、饮食和情绪状态。

甲："绿色代表生命，我希望每一个人都远离灾难，所以我选绿色。通过这几天的放松训练，我各方面基本上都恢复到了正常状态了。"

王老师："不愧是班长，你们从出警到今天仅仅三天的时间，你不仅恢复了自己的状态，还有了榜样的效果。"

乙："我有时候还是会想起搬运尸体的情境，打不起精神来。"

王老师："能不能说一说你为什么选择灰色？"

乙："我觉得我的心情是灰色的，那天救援的场景都是灰色的，整个天空也是灰的，真的是灰色的。"

王老师："明白，那你的饮食和睡眠情况怎么样呢？"

乙："睡觉还可以，就是不想吃东西。"

王老师："你自己做了放松练习吗？"

乙："没有。"

王老师："那一会儿我们根据你的情况再做一个练习，制定一个你的近期作息规划。"

乙："好的老师。"

王老师："你们另外两位的情况怎么样？也说一下。"

丙："我只参与了搬运，装袋时没在现场，所以影响不像他们那样严重。"

王老师："那你为什么要选择红色呢？"

丙："这两天我经常会想起上次的练习，王老师您带我们练习的时候说到丹田的熊熊火焰，所以我选择了红色。另外红色给了我一种温暖的感觉。"

王老师："我能不能这样理解，三天前的出警对你的影响已经很小了？"

丙："是的，基本没有了。"

王老师："我们请队员丁也谈一下，你为什么会选择蓝色？"

丁："我从小就喜欢蓝色，天空的蓝、湖泊的蓝，我们的制服也是蓝色的，所以我选择了蓝色。"

王老师："三天前的出警，现在对你还有什么影响吗？"

丁："我和丙一样，只参与了搬运，所以影响也不大，基本恢复到正常的状态了。"

王老师："非常好，现在我们一起再做一次上次做过的练习。"

　　危机事件引起的紊乱，在短期内完全恢复正常是很难做到的，这需要有一个时间过程，才能逐步恢复到正常状态，所以咨询师或心理干预者不要急于求成，不要期待在短期内让其恢复。过于强调"恢复"会加强被干预者的不适。

在带领大家做完练习后，王老师与队员乙进行了单独的交流沟通。针对他的具体情况，王老师说："为了改善你的状况，我们现在来制定一个你的日常作息规划。在原来的作息之外，你需要每天增加三公里的跑步、早晚各一次深呼吸的练习，同时观想蓝天、白云和树木。另外，每天要跟一个好朋友说说你的心情。"

乙："可以，但天天与朋友谈心不太可能，很难保证每天都做到。"

王老师："没问题，没有与朋友交流的那一天，请你把你的心情写在日记本上，可以吗？"

乙："这个好，我喜欢写日记。"

王老师："写是好事，但是最好还是要与人交流沟通。这是布置给你的作业，希望你能完成。"

　　在应激反应的情况下与人保持沟通交流是消除危机症状的一种有效的方式，同时也可以帮助当事人改变以往自我封闭心理的行为模式。

乙："好，我会尽量按作息规划去做。"

最后，乙表示他会像其他队员一样，用积极的心态面对这份特殊的工作，相信很快就可以恢复正常状态。

策略与技巧————————————————————————

1. 在类似的干预中，团队建设是很有效的，团体干预比个体干预会有更多积极的正向影响效应。

2. 干预中对于生物节律紊乱症状，需要制定有规律和有针对性的行为训练规划，通过行为的改变调节情绪。

3. 针对不同的个体制定个性化的应对策略。对于某些躯体反应，比如厌食、恶心等，不要急于求成，需要顺应应激反应的发展规律，逐步走完四个阶段，建立新的平衡。

用"4-7-8"放松呼吸法调节呼吸，能助你最快60秒之内入睡。据俄罗斯卫星网2021年2月27日报道，美国亚利桑那大学综合医学专家安德鲁·维尔介绍称：用鼻子持续吸气4秒钟，再屏住气7秒钟，然后慢慢呼气8秒钟。如此循环往复，几轮下来便能很快入睡。

这种方法来源于印度瑜伽修炼中的冥想与呼吸调节，长期坚持练习这种呼吸调节法，能对助眠起到很好的作用。起步阶段可以每天练习两次，每次4轮。刚开始练习时可能会感到略微头晕，但这是完全正常的现象。如要减轻头晕的感觉，可以选择坐姿或躺姿进行训练。"4-7-8"放松呼吸法适合失眠患者，同时对心理焦虑、压力过大者以及想要控制欲望和脾气的人都能起到不错的作用。专家表示，以"4-7-8"呼吸法进行训练，既有助于一上床就快速睡着，也有助于夜间突然醒来后重新入眠。

心中的"黑狗"

—— 暴力事件的报道引发被害妄想症

> 在所有的心理表达方式中，一个人的记忆，最能反映他的心理。记忆在不断提醒他自身的局限性与环境的意义，记忆的准确与否，相对来说无关紧要，重要的是它代表了这个人的自我判断。
>
> ——阿尔佛雷德·阿德勒《自卑与超越》
>
> 黑狗，代表的是抑郁症的群体，内容最早出自丘吉尔的一句名言："心中的抑郁就像只黑狗，一有机会就咬住我不放。"丘吉尔之后，黑狗（blackdog）便成了英语世界中抑郁症的代名词。在现代社会中，抑郁症已然成为人类的隐形杀手。

咨询背景

商人老刘，45岁，事业顺利，生活也非常如意，直到他出现了拉肚子、头晕、情绪低落等症状。这些症状持续了较长时间，依然不见好转，老刘不得已到医院就诊。经过详细的身体检查，没有发现生理上有任何问题，因此医生建议他到精神科排查。精神科医生检查后，将老刘定性为轻度抑郁、中度焦虑，并对其开始了精神科的药物治疗。经过半年的治疗，拉肚子、心慌、头晕等症状有了明显的改善，但老刘仍然情绪低落，不愿与人接触，无法进行正常的工作和社交，只能放弃工作在家专心治疗。在坚持了两年的精神科药物治疗之后，老刘的初期抑郁症状得到了较好的控制。

然而，在服药治疗期间，老刘对所服药物是否具有副作用产生了焦虑，于是便主动上网查阅相关资料。资料看得越多，他越觉得药物所有的副作用都发生在了他身上，明显感觉到肝区隐隐作痛，不思饮食，且自感肾功能减退。于是又到某大城市的精神专科医院检查，诊断结论是重度抑郁、中度焦虑。遵医嘱服药治疗一年半后，睡眠质量下降，新药的副作用在身上都有表现，其中最明显的是口中苦涩、口气重、肝区隐痛、不思饮食，逃避和厌烦性生活使得性功能急剧下降。

抑郁症折磨着老刘，事业和生活都失去了往日的美好。后来他结识了一位曾经的抑郁症患者，经他推荐，老刘夫妻俩联系到王老师，急切要求王老师给老刘做抑郁和焦虑的咨询。

咨询过程

第一次咨询

老刘在妻子的陪同下，按照预约的时间准时来到咨询室。老刘脸色黝黑暗淡，愁容满面，显得老相，看起来比他妻子年龄大很多。妻子主动说："王老师好，我们今天来，是希望您给我老公做抑郁方面的咨询。我老公两年前检查出有抑郁症，去几个大医院看过，找了很多专家，经过两年的治疗，刚开始的那些抑郁体征倒是消失了，但是服用药物的副作用都在他身上有所表现，他精神变得越来越差，气色也越来越差，希望您能帮帮我们。"

妻子说话时，老刘低着头，一脸的木讷表情。

王老师："好的，谢谢你们对我的信任。对于抑郁焦虑症的咨询，我首先要给你们做一个相关说明，一般在医院确诊的抑郁症或焦虑症等神经症，我的建议是以治疗为主。并且，在治疗期间以精神科医生推荐的咨询师比较好，通常医院的精神科都有心理方面的辅助咨询，他们会配合得更好。我们是专业的心理咨询，如果介入的话，仅仅起到辅助作用，还是要以精神科医生的治疗为主。"

妻子："明白了，药物治疗还在继续的，但我们更希望您能为他提供抑郁焦虑的心理咨询。"

王老师："这个没问题，如我前面所说，我的咨询只能起到辅助作用。这两年除了在几个大医院治疗之外，您先生是否做过有关的心理咨询或干预？"

妻子："做过几次，但是他觉得没有作用，那些咨询与干预基本上就是让他诉说一下。"

老刘紧挨他妻子坐着，眼睛盯着桌子，没有反应，似乎他妻子说的事情与他无关。王老师便问他："你妻子是这样说的，那你自己的感受是什么呢？"

老刘慢慢地说："我一直严格按照医生的要求在吃药，XX医院精神科倒是推荐了他们的心理医生给我进行疏导，我觉得不行，没效果。"

王老师："心理疏导做了多长时间？"

老刘："前前后后、断断续续地大概有半年吧。"

王老师："你说没效果，具体是什么情况？能说说吗？"

老刘："每次心理疏导他们主要是听我说，我告诉他们吃了精神科医生的处方药之后，产生了副作用，好像药物所有的副作用症状都体现在我的身上了，而且胃和肝都越来越不舒服，他们总是很简单地说那是我想象出来的。搞得我越来越担心，整夜整夜地失眠。钱和时间都浪费了，也没有什么效果，后来就不再找他们咨询了。"

王老师："你既然已经做过了咨询，对咨询的原则应该有所了解，但有几个原则我还是要再强调一下。一是保密原则，你和我之间的谈话内容，是严格保密的；二是有诉求的原则，你们今天来，表明你们是有咨询的意愿的；另外是转介原则，如果在咨询过程中你对王老师的咨询不满意或者产生其他困惑，你可以主动提出来终止咨询或转介给其他更合适的咨询师。另外两个原则是收费原则以及不能有双重关系原则。"

老刘："哦，心理咨询有这么多原则，原来只知道保密原则。"

王老师对夫妇俩说："如果你们决定治疗期间在我这里进行咨询，我们需要制定两条约定。第一，不能放弃现有的治疗，坚持看医生，严格遵医嘱吃药；第二，在整个咨询过程中，建议你们不要上网搜索查阅与抑郁症和焦虑症有关的各种说法。你们愿意吗?"

　　建议不上网搜索的原因:网络信息内容无法监管,良莠不
　齐,此举是为了避免来访者被负面信息误导,另外防止来访者
　的负面自我暗示。

　　老刘:"可以,这两条约定我都可以做到。"

　　妻子:"王老师,该查的他早就查过了。"

　　妻子看着老刘,带有责备的口吻说:"我之前也让他不要成天上网搜索,他偏不听。"

　　王老师:"另外,咨询需要家属的配合,到时候我们一起来商量具体怎么做。今天我们先做一个基本的情况了解和咨询规划。刚才听你介绍你的胃和肝都不太好,都有些什么具体的表现?"

　　老刘:"吃什么都没有胃口,半夜两三点钟就会醒来,醒来就睡不着,我在网上查过,说这是肝不好的表现。"

　　王老师:"半夜醒来后,什么时候才能再入睡?"

　　老刘:"不太清楚,大概要到四五点钟才能迷迷糊糊地睡过去。"

　　妻子:"王老师,你看他脸色发青,而且他的口腔异味特别重,别人都说这是肝不好的表现。"

　　王老师:"那你有针对肝功能做过检查吗?"

　　老刘:"检查过,各项指标也都正常,但是我感觉有问题。"

　　王老师:"针对你们所说的现象,我们今天先一起制定一个近期和中期的规划。长期的目标是抑郁焦虑的症状有所减轻,能恢复到正常的生活和工作状态。你们觉得怎么样?"

　　老刘:"可以。"

　　王老师:"近期规划中,你们最希望解决什么问题?"

　　老刘:"我想先解决失眠的痛苦。看看能不能把抗抑郁和焦虑的药减少一点,然后能够出去工作。"

王老师："好的，近期规划第一是改善睡眠，第二是做一个作息时间表，有规律地生活，第三是加强身体锻炼和心理调整。中期目标暂时定为提高社会适应能力，愿意与人交往，并做一些适合自己的工作。关于减少服药，我无法建议你，如果抑郁焦虑的状况有所减轻，希望你征求你的主治医生的意见，遵医嘱逐步减少药物使用。希望你回去后认真考虑一下近期规划和中期规划，并整理成文字。"

老刘："好的，王老师，我会认真地去做这两个规划。"

妻子："王老师，我有个好奇的问题，听说得了抑郁症的人需要终身服药，是不是这样？"

老刘："对，我也很担心这个事情，我觉得所有药物在我身上都产生了副作用，如果终身服药，我很害怕。"

王老师："关于是否需要终身服药的问题，有各式各样的说法，需要终身服药的说法，是不全面，甚至是很不负责任的。因为人有个体差异，不能一概而论，有的人经过一段时间的治疗后，能够回到正常的生活和实现自己的社会价值当中，可以不需要再继续服药。现在社会上对抑郁焦虑等各种神经症的误解较多，以讹传讹，产生出了很多误解性的说法，增加了病人和病人家属的心理负担。我们要相信科学，进行正规的治疗和咨询。"

妻子："是的，王老师您说得有道理，我们既然找到您，就一定会相信您，积极配合您的咨询。"

王老师："太好了！我们初步定了这三个目标，请你回去整理成文字，我们下次要进行确认。我们所制定的规划在咨询过程中可以根据需要不断调整、补充和完善。"

王老师看着老刘说："现在请你夫人到外面接待室休息，我们俩先单独交流一下，可以吗？"

老刘脸上出现了紧张的神情，用一种求助的眼神看着妻子，轻轻地摇头没有说话。

妻子解释说："王老师，他现在不愿意单独和人交流，一定要有我在场他才会觉得安心。"

王老师："非常理解。那么我们今天就先一起交流一下失眠的情况，然后做一个改善睡眠的训练。至于单独交流，以后再说。"

老刘如释重负般说："好的好的，这样最好。"

王老师对老刘说："你吃的药对你的睡眠有帮助吗？"

老刘："刚开始有帮助，后来慢慢没用了。我上网查询了这些药的成分与功效，只要是含有安眠作用的我都不敢吃。"

王老师："除了吃药，你还为改善睡眠做过其他事情吗？"

老刘："以前做过，医院的心理咨询医生让我数数字和做呼吸练习，我坚持了一段时间，好像没有什么作用，就没有继续做了。我现在是又怕吃药，又怕睡不着觉，有一种很矛盾很痛苦的感觉。"

王老师："明白了。除了睡觉时间，你通常都做些什么事情？"

老刘："我整天昏昏沉沉的，不想出门，做任何事都没有兴趣。做得最多的事就是负责家里的三顿饭。"

王老师："喔，你能做饭很不错。现在我们一起来规划一下你的作息时间。你平常几点睡觉？"

老刘想了想，说："不一定，有时十二点，有时一点。"

王老师："那就定在十二点睡觉，不管能不能睡着，都要保证十二点准时上床。早上你一般几点钟起床？"

老刘："早上七点就起啦，起来给儿子和老婆做早餐。吃完早餐老婆要送孩子去上学，她去上班。"

王老师："他们走了之后呢，你做些什么呢？"

老刘："我大约八点半洗完碗，之后就没什么事可做了。"

王老师："那我们现在来规定，你每天早上收拾完碗筷之后，下楼找一个能晒到太阳的地方做一个吐纳练习，然后步行三公里以上，从星期一到星期五，每天坚持做。"

老刘："好的，我能坚持。"

王老师："很好，太太和儿子中午回来与你一起吃午饭吗？"

老刘："他们不回来，中午饭就我一个人。"

王老师："你一般什么时候吃完午饭？"

老刘："十二点半左右。"

王老师："那就将一点到两点定为午睡时间。这样够不够了？"

老刘："王老师，一个小时的午睡太短了。我平时吃完午饭就睡，要迷迷糊糊地睡到四五点钟才醒，然后去买菜做饭。"

王老师："喔，这样不太好，我认为需要做调整。午休一般三十分钟到一个小时就足够了，睡得太多对你的睡眠和身体反倒没有益处。建议你将午休限制在一个小时之内，可以吗？"

老刘有点犹豫，还是说："我尽量去做。"

王老师："另外，你有什么兴趣爱好呢？"

老刘："我原来喜欢看书，喜欢的题材也比较多，但现在脑子总是昏昏沉沉的，看不进去了。偶尔拿一本书看，想消磨时间，但脑子里会出现乱七八糟的画面，所以就不看了。"

王老师："嗯，你知道《三字经》吗？"

老刘："知道。"

王老师："你每天午觉起来以后，可以念十遍《三字经》，念完以后再去准备晚饭。晚饭后你需要陪儿子到楼下做半个小时的运动，在保证安全的前提下，儿子玩什么你就陪他玩什么。"

老刘有些为难，说："我最讨厌的就是陪儿子玩，他只喜欢和他妈在一起，不听我的话。"

王老师："这恰恰是我们的作息规划里要加上你与儿子互动的原因，你要坚持去做。你儿子晚上几点睡觉？"

老刘："他妈对他要求很严格，规定九点半必须睡觉。"

王老师："在他睡觉前，你需要给他讲十到十五分钟的故事。"

老刘："我很怕做这个事情了，不知道讲什么。"

王老师："如果不知道讲什么，那就读儿童绘本，这一类的书籍有很多。"

老刘："这个倒是可以。"

王老师："你自己在睡觉前，至少花一个小时来念《三字经》，至少念十遍。"

老刘："没问题，我能做到。"

王老师："我们已经制定了周一到周五的作息规划，至于周末的作息，你回去后根据你的具体情况制定。希望你能认真按照规划来做。"

老刘："好的，我会认真做的。"

王老师："作息规划已经制定好了，现在来谈谈你的睡眠问题。长期失眠的人担心失眠是造成其失眠的主要原因，如果你失眠，或是睡到半夜醒来，之后很长时间都无法再入睡，可以利用替代睡眠的方法达到全身放松，起到睡眠的效果。现在我带你一起做，也请你爱人一起尝试（妻子点头答应）。请你们用感觉最舒服的姿势坐好，做一次深呼吸，用鼻子慢慢吸气，吸得越深越好，将气息吸到下腹部，然后从口腔将腹部的气息吐出来，你将会感觉到全身的肌肉、血脉都随着呼气得到了放松。现在请你们眼睛微闭、下颌微收，舌尖轻轻接触上颚，慢慢吸气。头放松……颈椎放松……从头到脚顺序放松……现在请把你的意识放在你的呼气上，每次呼气不要完全呼完，大约呼出五分之四的时候做下一次吸气，然后吸气……呼气……吸气……你的意念放在每一次的呼气上，不要呼完，做下一次吸气。调整你的呼吸，让你的呼吸变得均匀、延绵不断，不管你睡着没睡着，或是你的大脑中出现任何的念头，请你把你的注意力放在呼吸的呼气上。放松……入静，现在王老师给你十分钟睡一下。你感觉到全身温暖，安静地睡一会儿……"

替代睡眠法，具有一定自我催眠的意义，可以使人尽快进入深度睡眠。即便没有睡着，也可达到睡眠的效果，可以理解为"醒着睡眠"，是对付失眠的妙招，主要形式是调整呼吸。仰卧，双手环抱下腹前方，吸气时一直把气吸到肚脐以下，呼气

也从这里呼出，但是不要把所有的气都呼出去（我们正常的呼吸是呼完气，过一会儿再吸气，这里要有点儿不同），气快呼净的时候，不中断地把它吸回来，重新放到肚脐下面，再呼出，再吸回，会有一种"绵绵不绝"的感觉。休息的效果和睡眠几乎是一样的。

——————————————————————————

十分钟后……

王老师："十分钟到了，请你们睁开眼睛感受一下，有什么感觉？"

妻子似乎还没有回过神来，惊喜地说："王老师，我真的睡着了！"

老刘："我也睡着了，感觉睡了很长时间。"

王老师："这就是替代睡眠法，无论睡着没睡着，它都能起到睡眠的放松作用。认真回忆一下刚才的放松练习过程，最好把它记录下来，当你失眠时，就按这个方式去做，对你的睡眠会有很好的帮助。"

妻子："王老师，这个方法太好了，我会提醒他做这个练习。"

王老师："好，我们今天的咨询先到这里，请你们按照我们今天的交流来调整作息时间。"

老刘："好的王老师，我没有问题啦。"

王老师："以后还要不要继续咨询，你们回去商量商量。"

老刘看了看妻子说："要做的，不用商量了。"

王老师："好，那么我们就定在下周同一时间进行咨询。"

第二次咨询

在约定好的时间，老刘独自一人来到咨询室，王老师见状问："今天怎么是你一个人来，你妻子怎么没来？"

老刘："来了，她待在车上等我，让我自己上来。"

王老师："你上一周的情况怎么样？"

老刘："这一周我基本上是按那天制定的作息规划来做的，睡觉好像是有所改善，只是您要求的念十遍《三字经》太难了，完成不了。"

王老师："很难完成吗?"

老刘："我念得有点慢，不到十遍就想睡觉了。"

王老师："那你觉得几遍比较合适?"

老刘："六七遍吧。"

王老师："那就改成念七遍。"

老刘："好吧。"

王老师："周末的作息计划你制订好了吗?"

老刘："没有，因为周末我不喜欢出去玩，也不喜欢见人，和平时的作息一样，只是儿子不上学，老婆也在家里而已。"

王老师："周末还是要增加一点社会活动，不要总待在家里，比如与家人一起出游。另外还要增加与家人以外的朋友或者是与孩子同学的家长的活动，一周至少两次。"

老刘为难地说："这个对我太困难了。"

王老师："我知道有一些挑战，这需要你的勇气，你先尝试着去做，一步一步来。"

老刘小声说："好吧。"

然后低着头，静静地待着。

王老师见状，便问："除了作息规划，你觉得还有什么需要交流的吗?"

老刘："没有了。"

王老师："你还记得第一次出现抑郁症状是什么时候吗?"

老刘："两年前吧，有一天不知什么原因突然拉肚子，并且持续了很长一段时间，一直不见好。到医院治疗，内科医生说身体没有问题，要求去精神科检查。在精神科，医生诊断为抑郁症，然后就开始了各种抗抑郁的治疗。"

王老师："现在请你回忆一下，在得抑郁症之前，有没有发生过什么不愉快的事件?"

老刘："的确有。以前我自己做生意时做得很顺利，后来被一个女人忽悠了去跟她合作开发一个新的项目。开始时说得很好，双方共同投资，各占多少股份，于是我停止我原来的项目，全力开展新项目。半年后各种业务开展起来，前景比较好，这时那个女人变卦了，做得很过分，在注册公司的时候，直接把我挤出了管理层，原来承诺的股份、提成全都没有了。我觉得很失望，也很气愤，就和她产生了一些冲突。公司的人都在私下议论，有的说我被骗了，有的说我和那个女人有情感上的关系，传言我在追求她。"

王老师："的确让人难以接受。你现在还在这个公司吗？"

老刘："早就不在了。因为这个女人不值得信任，没法合作，另外公司里对我的各种议论，让我实在没有面子再待在这个公司了，我就主动离开了。"

王老师："那么你的身体的症状具体是什么时候出现的呢？"

老刘："离开了那个公司，我又回去做我原来的项目，有一次在拉货的时候发生了事故，损失惨重，公司面临倒闭。我非常焦急，从那时候起开始了腹泻、心烦、头昏等症状。到医院去治疗，结论是躯体形式障碍。"

王老师："根据你说的情况，我们还是要按照制定的规划去做。下一步的目标，是尽量去做一点目前你愿意做或能做的事情。"

老刘："王老师，我觉得太难了，让我去打工我又不愿意，自己做生意又做不起来。我不知道能做什么，所以才那么痛苦。"

王老师："我们在具体的实施规划中增加了社会活动，希望你慢慢去完成，不着急。身体方面，要坚持锻炼，另外希望你去看一看中医，主要是调理脾胃和肝脏。"

老刘："好的王老师，我努力去做，下周就去看中医。"

王老师："好。现在来聊聊你和你夫人的关系，你们现在的关系怎么样？"

老刘："怎么说呢？没有什么特别的，她的关注点主要是在儿子身上，每天下班就忙着送儿子去补习，辅导儿子的各种学习。我们很少有时间待在一起，交流非常少。我现在最大的担心是她整天在外面工作和应酬，会不会有一天不要我了。我现在状况不好，又没有收入，只能靠以前做生意时的积蓄维持现在的开销，我感到有些自卑。"

王老师："对现在这样的状况，你是不是有一种失控的感觉？"

失控感：人有一种主观的感知或者信念，通过对自身和环境进行掌控，以满足需要，实现愿望。

当出现人际关系矛盾、心理冲突、情感纠葛、失恋、感情危机、身体生病或心理出现问题时，有人会因此而失去部分自我控制感，产生焦虑、恐惧、强迫、抑郁等情绪或症状。

老刘："王老师，您说得太对了，每天只要她出去上班我就提心吊胆的，会胡思乱想，只有等她回来了我才安心。"

王老师："明白了，我们一步一步地来。现阶段先把规划中规定的社会活动开展起来，然后请你思考一下你还能做些什么其他的事，下次我们要讨论。我们上次制定的规划中的其他内容，还要继续去做。"

第三、四次咨询主要是在咨询室进行放松练习，并回顾以往任务的完成效果，对规划及任务做相应的调整。双方建立了良好的咨询关系。

第五次咨询

老刘听了王老师的建议，咨询期间，一直在进行中医治疗。通过中药调理和持续咨询，他的气色有所改善，精神状态也好了很多。

这天，老刘又来到咨询室咨询。进门就说："王老师好，每次来见您我都有种很安心的感觉，和你交流感到很轻松。"

王老师："你自己是否感觉到你的气色和精神状态都有了改变？"

老刘："是的，我感觉我的状态比以前好多了。我想我目前吃着的三种药，有两种是不是可以不吃了？"

王老师："吃药的问题，你要以医院的治疗为主，遵医嘱，我们的咨询是配合治疗，起到辅助作用。所以，建议你征求你主治医生的意见，如果你的医生同意你减少服药的话，我觉得没有问题。"

老刘："好的，明白了，我去问问医生。"

王老师："前几次咨询中，我们说过请你考虑一下，除了保障家务之外你还能做点什么事，考虑得怎么样了？"

老刘："想过。以前我一直都是自己做生意，如果现在去打工，我觉得一下子转不过弯来，不太愿意。可是再自己干，我也是怕了，害怕干不成。"

王老师："除了打工和自己做生意外，还能想到别的选择吗？比如说不是为了赚钱，去做义工、志愿者，或者做其他任何有社会意义的事情。"

老刘："噢，王老师你提醒了我，我可以去参加社区的服务工作。"

王老师："可以啊，做什么工作没有限制，你可以参加任何你感兴趣的义务工作，不一定是为了赚钱。"

老刘："我想起来了，我可以去参加人民陪审员的考试，我一直想去做陪审员。"

王老师："很好啊，总之，根据自己的情况去做你喜欢的事就行。我们今天的咨询，你最想交流什么呢？"

老刘："我最近的睡眠还可以，就是这一周梦比较多，想咨询一下王老师。"

王老师："可以具体说说你的梦吗？"

老刘："我总是梦到老家的房子，有个院子，院子里杂草丛生，天阴沉沉的，显得很灰暗。老房子是一个小瓦房，我总是梦见在瓦房前面的草丛里有蛇，有时候是一条，有时候出现两条。我想要进出门的时候，都很担心被蛇咬到，很紧张很害怕，我有时候会飞过去。"

王老师："飞到哪里呢？"

老刘："我会在空中飘来飘去，有时候会飞到我外公外婆家。"

王老师："嗯，梦里还有其他人物或者场景吗？"

老刘："没有了。"

王老师："那么这个老房子在此刻能让你联想起什么呢？"

老刘："这个老房子让我想起我爸。"

王老师："有什么和你爸有关的具体情景吗？"

老刘："想到他，那能想到的东西就太多了。"

王老师："能否具体说几个？"

老刘顿了顿："他总是和我妈吵架，然后经常打我。"

王老师："他打你是因为你犯了什么错误吗？"

老刘想了一会儿："怎么说呢，我小时候很调皮，可以算是同龄人中的孩子王，经常逃学、打架，给家长惹祸，学校老师经常通知我的家长到学校，每次我都要被我爸暴打一顿，我觉得我已经被打疲啦。上了初中以后，化学老师很喜欢我，我开始对化学感兴趣，所以化学成绩很好，上大学时读的也是化学专业。大学毕业后，我成熟了很多，像变了一个人似的，特别关心我妈妈，但与我爸的关系依然不是太好，我觉得我和我妈都太受我爸的气了。三年前，我爸去世后，我把母亲从老家接来和我们一起住，我太太和儿子对她也都非常好，她住着很高兴。但有时也会静静坐着发呆，时常念叨希望把我爸的坟迁过来。"

王老师："喔，这就能理解为什么你总是梦见老房子了，老房子有家的寓意，而你的家留给你太多的记忆。现在我想了解，蛇会让你联想到什么？"

老刘想了一会儿说："不知怎么搞的，我总是会想起我妻子，她比我年龄小很多。"

王老师："现在你想一下，想到你妻子时，具体还会联想到什么？"

老刘："我最近总是担心有别的男人追她。"

王老师："这个担心有多长时间了？"

老刘："从我开始患病就有了，至少有两年多了。她对我真的很好，我得了抑郁症她还是不离不弃一直照顾我，我也离不开她，有她的陪伴我才安心。"

王老师："你梦里边出现过两条蛇，能不能再想一下，你还会联想到什么？"

老刘显得有点犹豫："其实我还想到另一个女人，没好意思说。就是两年前与我合作开公司的那个女人，我没想到她那么狠，那么绝情，一脚就把我踢出公司了。"

王老师："我能不能这么理解，你对那个女人具有某种情结或者感情，与她合作不成功本身对你的伤害其实并不是那么大，而是她的无情无义将你对她的所有想象和憧憬击碎，给你带来了更大、更深的伤害？"

老刘："应该是吧。王老师，那个女人真的很有魅力，漂亮，身材也很好，我一直暗暗喜欢她。我曾经以为她对我也有感情，后来才发现，我只是被她利用了。"

王老师："现在请你自己评估一下，在情感上她对你还有多大的影响？"

老刘："说实话，王老师，我现在只对我妻子有感情，其他女人我都不感兴趣。那个女人，我是想都不愿意去想，甚至回避提到她。"

王老师："你妻子认识这个人吗？"

老刘："认识，她们曾经还处得不错，我妻子还开玩笑地问我是不是喜欢她。"

王老师："难怪你现在担心妻子会有其他的想法，其实是你自己早就有其他想法了，只不过事情朝另外的方向发展，完全超出了你的意料范围。"

王老师停顿了一下，见老刘没有表现出抵触，继续说："这就能解释你为什么会做这样的梦，它是你潜意识里的某种担心的投射。针对你做的梦，我们做一个简单的处理吧。首先，母亲要求你将父亲的坟迁过来，你照办了吗？"

老刘："已经买了墓地，准备十月份迁过来。"

王老师："很好，这件事请你按原计划完成。但是在回老家处理老房子的时候，要增加一个有仪式感的告别，对着老房子和你父亲的牌位说几句话，比如：'我小时候不懂事，经常惹您生气，我现在已经长大了，能够理解您当时的心情，不会再为您的坏脾气而抱怨和生气了，我爱你，爸爸'"

老刘："好，我照您说的去做。"

王老师："第二，你在每天睡觉前，想象自己对着两条蛇默默地说，你们各回各家吧，我们各自安好。重复做一周就行了。"

老刘显得有点担心地问："王老师，我大概能理解你教授的操作，我会去做的。我们今天的交流，你会不会跟我妻子说？"

王老师："不会。我们是有保密原则的，除非是你自己说，或者是同意我们告诉她，否则我不会透露你内心状态。"

老刘："那就好。"

王老师："你现在和妻子的关系怎么样？"

老刘："我们关系很好。"

王老师："我指的是性生活的状态。"

老刘多少有点不自然地说："以前还算正常，自从我生病以后就变得越来越少了，有时候两三个月也不会有一次。"

王老师："那么在我们的作息规划中，要增加一条内容，每周至少一次夫妻生活，可不可以？"

老刘皱了皱眉："我回去和她商量商量吧。"

王老师："对于这件事，需要请你妻子来咨询室一起交流吗？"

老刘："王老师，你能告诉她这是你布置的作业那是最好不过了，交流就不用了。"

王老师："明白，一会儿我会征求她的意见。"

王老师接着问："你平常喝酒吗？"

老刘："喜欢喝，但喝得不多。"

王老师："你总说你的肝不舒服，喝酒对肝不好，是不是需要考虑戒酒？另外，明确建议你，酒后禁止性生活。"

然后，咨询师请他妻子单独来到咨询室，征求她对夫妻生活的意见。妻子显得有些不太自然，也有点无奈地说："自从他生病后，口腔异味特别严重，精神状态也不好。我白天忙上班，回家忙照顾他，每天都很累，慢慢地对性失去了兴趣。如果对他有帮助，我倒是可以配合的。"

本次咨询结束。

心理学家西格蒙德·弗洛伊德认为，梦是一种愿望满足，揭示了我们被深深压抑的欲望。

通过梦境解析，把来访者潜意识层面潜抑了的情结、情感情绪、儿时创伤、防御机制等意识化、合理化。意识化合理化过程本身就有疗愈作用，同时也是自我和"问题"的再认识过程。很多心理问题没有明显的意识层面的推动力，而是源于潜意识层面，当事者自己也意识不到。

之后又进行了十五次咨询，双方建立了稳定的咨询关系。老刘的状况有了明显的改善，咨询的频率也从原来的每周一次，减少为根据需要、不定期的预约咨询。

突发事件

半年后的一天，发生了"3·01"暴力恐怖事件，有歹徒在火车站广场持刀肆意砍杀无辜群众，造成现场群众伤亡。电视台、社交媒体都做了及时的报道，且滚动播报这一突发事件。

晚上 10 时许，王老师突然接到老刘妻子的电话，她焦急且慌张地说："王老师，老刘疯掉了，我不知该怎么办了。"

王老师："别着急，慢慢说，老刘发生什么啦？"

老刘妻子："他在电视和手机上看到广场砍人事件的报道后，精神崩溃了，大喊大叫说有人要害他，从家拿了一把菜刀跑到街上，说要保护自己。我拦不住他，于是打电话请一个朋友过来帮忙，朋友也劝不动他。现在他不敢回家，也不敢上家里的车，说车子已经被坏人监控了。没办法，只有把他拖到朋友车里，但是我们怎么劝他都不愿意把刀放下。我现在非常担心，如果警察看到了，把他当成行凶的歹徒抓走了可怎么办啊？他的精神情况恐怕是经不起这样的刺激了，王老师，你能不能帮帮我？"

王老师："你先冷静一下。他目前的情况的确很严重，但我能做的很有限，建议你与你的朋友立刻带他到精神专科医院看急诊，这是目前最好的选择。"

妻子："这个我也想到了，准备送他去医院，可是车子刚开动，他就又喊又叫，挥舞着刀极力反抗。我们怕出意外，只好停车，把他锁在车里，我们在车外守着。王老师，我现在非常焦急，他最信任你了，你说的话他都愿意听，您能不能来劝劝他，让他把刀放下，然后去医院看病？"

王老师思考片刻，说："好吧，我只能试试看，你们在哪里？"

王老师到了现场后，看到老刘站在打开的车门旁边，双手握着菜刀，全身发抖，眼神充满惊恐和愤怒，嘴里振振有词，不断地说："他们要害我……他们要害我！"

周边有群众在围观。

王老师定了定神，大声喊道："刘XX，记得我吗？我是王XX。"

老刘看着王老师，神情没有任何变化，说："王老师，有人要害我。"

王老师："不要害怕，现在我和你在一起，你是安全的，我会陪着你。"

老刘愣了一下，没有说话。

王老师又说："我可以过去和你站在一起吗？"

老刘用惊恐的眼神盯着王老师，还是不作声。

王老师试探性地慢慢走到老刘旁边，老刘没有作出任何抗拒的反应。王老师心里感受到他并不抗拒自己，于是伸手轻轻地拍着他的肩膀说："老刘，把刀给我行不行？你这样可能会伤到你自己，另外不要把别人的车子刮坏了。"

老刘转头盯着王老师看了一会儿，脸上带着恐惧与无助的神情，慢慢地把刀递给了王老师。王老师接过刀，对他说："别害怕，你不会受到伤害的。现在让你妻子陪你回家呢还是去医院呢？"

老刘紧张地说："我不回家，有人要害我，我家不安全。"

王老师顺着他的话说："好，那就不回家，我们先去医院吧。"

老刘机械地点点头。

王老师对他妻子说："这会儿你先带他去看医生，先把他的情绪安定下来。"

妻子："王老师，后面的事我们来做吧，您不用管了，谢谢您，您不来劝他的话，我们都不知道要怎么办了。真的太感谢您啦！"

王老师："别客气。你们赶快开车走吧，围观的人越来越多，不要引起麻烦。"

在咨询中，最重要的就是建立咨访关系和信任感，长程的咨询过程，老刘已经充分信任王老师，并产生某种移情。

第二天早上，老刘妻子打来电话："王老师，再次感谢您，您帮了大忙了。昨天晚上我们开着车围着公园慢慢地绕了一圈，老刘就逐渐安静下来了，所以我们没去医院，直接回家了。回家吃了药，情绪稳定了很多，没过一会儿，他就睡着了。今天早上起床后，他的状态好多了，我准备明后天带他去咨询，想与您约时间。"

王老师："他的情绪稳定了是好事，但是现阶段咨询必须暂停，他需要先去看医生，让医生做进一步的评估诊断，以治疗为主。过一段时间，等他的状态稳定后我们再进行咨询。"

老刘之后去精神专科医院就诊，并在医院住了两周。

……

第二十六次咨询

经过医院的治疗，老刘的情绪逐渐稳定下来。出院后，老刘主动要求要来咨询。当他走进咨询室，神情显得有些紧张，说的第一句话是："王老师，你看到楼下那伙人了吗？他们都是来监视我的。"

王老师透过窗户看到楼下确实有几个人在聊天，对他说："你先坐下，别紧张，放松一下，说说你最近的情况吧。"

老刘："我住院了，每天输液和吃药，跟我住的人，就是个疯子，从早到晚自说自话。"

王老师："那你自己状态如何呢？"

老刘："每天治疗，睡大觉。"

王老师："你睡得着吗？"

老刘："在医院里睡得还可以。"

老王："吃饭的情况呢？"

老刘："我就是喜欢看着其他人吃，自己不想吃。"

王老师："那你一日三餐是怎么解决呢？"

老刘："我老婆每天都来给我送饭。"

王老师："住了多久的医院。"

老刘："两个星期。"

王老师："住院是什么感觉？"

老刘："看着其他人的表现，原来以为会很害怕，其实也无所谓了，还是挺有意思的。"

王老师："你的情绪稳定了吗？"

老刘："打了吊针、睡了几觉，就差不多好了。只是医生建议，还需要回家继续服药。"

王老师："你还记得你住院前的那次冲动行为吗？"

老刘："我自己是记不得了，但是听他们说，我拿着菜刀不放下，还好您赶来劝我，把我的菜刀收起来。所以今天我专程来感谢您，否则我可能已经被警察抓了。"

王老师："感谢倒是谈不上，我倒觉得我要谢谢你。"

老刘："您别逗了，怎么会是您谢我呢？"

王老师："真的，我要谢谢你对我的信任。今天的咨询，你有什么具体的需求？"

老刘："我就是想来见您，想谢谢您，然后想让您带我做放松练习。"

王老师："这个没问题。"

王老师带领来访者做了正念冥想放松练习，他在咨询室里像个孩子一样安静地睡了半个多小时，醒来以后，整个人放松了许多。老刘提出希望以后每次都能在咨询室体验放松训练，王老师同意了他的要求，同时也要求他遵医嘱继续服药，积极配合医生的治疗。

本次咨询结束。

第二十七次咨询

一周后，老刘又来到了咨询室，他的精神状态有所好转，但还是显得疲惫、懈怠，仔细观察还能看出眼圈有点发青，脸色灰暗。按他的需求，王老师先带他做了睡眠放松训练。

王老师在他醒来后问道："说说你现在的感受。"

老刘："王老师，我怎么觉得，在您的咨询室里我睡得更踏实。"

王老师："是吗？那你在家里睡得不好吗？"

老刘："没有这里好。出院以后，我每天晚上十一点半入睡，第二天早上六点半起床，睡的时间应该是不算短，但是总觉得睡得不安心，很累。"

王老师："还做梦吗？"

老刘："哦，好像没有做梦了，我都没注意，仔细回想，这周都没有做梦了。"

王老师："那现在请你以最舒服的姿势坐着，深呼吸三次，然后王老师要问你几个问题。"

等老刘完成深呼吸后，王老师问："现在请你回想一下，你能够想起你儿时最早的记忆是什么，越早的记忆越好。"

老刘沉默了一分钟，说："王老师，我能想到我刚上小学的时候被我爸打。"

王老师："非常好，请你再想一下，还有没有更早、年龄更小时候的任何记忆？"

王老师看着老刘，静静地等他回忆。老刘双手抱着头，闭着眼睛，想了一两分钟。

老刘说："最早的记忆，大概是我三四岁的时候吧，我爸和我妈吵架，摔东西，没人理我，我跑到我外公外婆家，然后抱着外婆大哭。"

王老师："非常好。"

老刘的呼吸显得有点急促，情绪略显激动。

王老师："按照个体心理学的解释，这是很明显的创伤性记忆。童年记忆会影响到一个人成长的全过程，有的人无论年龄有多大，这种记忆都会存在。创伤记忆是一种潜意识的存在，你的原生家庭给你的所有的经历与记忆，你只能默默承受，而你的好强则是为了保护你的自尊，所以你特别希望成功，是这样吗？"

> **创伤性记忆**：指那些能够引起心理甚至生理的不正常状态的记忆。由于人类心理的保护性机制，这些创伤性记忆被压抑到了意识层面以下，使人很难回忆起来。但是，这种记忆却在发挥着作用，影响着当事者的行为与情绪。而且，在很多年之后，它也有可能被唤起。
>
> 美国心理学家、创伤后应激障碍躯体体验（Somatic Experiencing）治疗法创始人彼得·莱文说，与普通记忆不同，创伤记忆是再现的身体感觉与动作，伴随强烈的恐惧、羞耻、愤怒和崩溃等消极情绪。

老刘："哦，原来是这样，我从来没有想过这些。王老师您分析得很有道理，您这么一说，我才意识到我一直特别想证明自己，其实是为了不让别人觉得我很弱小，希望给我爸爸看到我的成功。"

王老师："现在你能理解上学时你为何会喜欢做孩子王，并且逃学、打架了吗？"

老刘看着王老师说："是不是也是为了证明我行？"

王老师："是的。你受到化学老师的器重，因此化学课学得很好，也带动了你的整个学习，也是为了证明自己是可以的，是很厉害的。"

听着王老师的分析，老刘不断地点头，表示赞同。

王老师接着说："那么现在再想想，与那位女性合作项目失败后，你为什么会那么痛苦？现在能理解了吗？"

老刘不假思索地说："我知道，合作没成功确实对我打击很大。"

王老师："还有吗？"

老刘想了一会儿说："是不是我不该爱上她？"

王老师："其实，你这次受伤害那么深，除了是因为合作失败伤了面子，感情也受到严重挫伤，更重要的是这份感情让你难以启齿。你既不想放弃你的家庭，又想拥有新的爱情，这违背了我们社会的伦理。这种禁忌的感情，受到了伤害，却只能埋在内心深处、无处释放。在王老师看来，你情感上的痛苦是正常的反应，这整个过程唤醒你儿时的记忆和创伤，使你深陷其中，一时走不出来。"

老刘突然啜泣了起来，王老师把纸巾递到他面前，默默地陪伴着他，给他宣泄的时间和空间。

老刘停止哭泣后，王老师说："我们梳理了你的记忆与现实的冲突带给你的困惑，帮助你对自己有更多的了解，相信你会慢慢好起来的。请你还是遵医嘱继续服药，按照我们之前制定的作息规划来安排好你的生活、工作和社会交往。"

精神分析流派的工作原理：在心理动力学心理治疗中，主要由两个过程带来行为的改变。一是理解源自儿童期的认知和情感模式（防御机制）；二是理解在医患关系中患者重新体验到的儿童期与重要人物的冲突关系（移情）。治疗的焦点是复原和理解这些情感和知觉。治疗设置是用以促进这些模式以某种形式呈现，使它们可以被分析，而不是使这些模式与现实的医患关系混淆或被当成细枝末节忽略掉。

精神分析取向心理治疗成功的首要因素是，要让患者有参与感并对治疗关系保持信任。这一治疗联盟建立在基于现实的治疗要素之上，例如，朝向一个共同目标一起工作以及治疗师的一致性和可靠性。只有以良好的治疗联盟为参照系，患者才能看到移情并且体验到移情中的扭曲。

第二十八次咨询

又过了一周，老刘的太太陪他一起来咨询，太太在休息室等候，老刘先进咨询室单独咨询。

老刘的气色比上次好得多，脸上有了笑容，眼睛也有神了，他略带兴奋地说："王老师，这一周我感觉好多了，心情不像之前那么灰暗了，但是我还是盼望着能来见您，我觉得还是要在您的咨询室，我才睡得踏实。"

王老师试探性地问他："现在楼下也有一堆人，你觉得他们还是来监视你的吗？"

老刘不好意思地说："不是不是，肯定不是。"

王老师："那你为什么这么期待睡眠训练呢？"

老刘："因为我在家里老是睡不踏实，每天早上起来后都觉得很累。"

王老师："好，现在先放松，回想一下你在你的卧室是否有过什么不好的记忆。"

老刘："不记得卧室里有什么不好的记忆。"

王老师："那么有什么让你不舒服的东西吗？"

老刘："好像也没有。"

王老师："放松……尽量回忆你卧室的场景和摆设。"

过了几分钟。

老刘："哦，王老师，我想起来了，我的床头柜上有一个卡通存钱罐，尖尖的头，有眼睛。看到那个存钱罐，有时我会联想到它会变成很多个幽灵来围着我。"

王老师："你能把存钱罐换个地方摆放吗？"

老刘一口拒绝："不行，这是我爸留给我唯一的一件东西，有着重要的纪念意义。"

王老师："好吧，尊重你的意愿。我明白这是你非常珍贵的回忆，它的意义超过了存钱罐本身，这么珍贵的东西，的确是要好好保存。现在我们请你夫人进来一起来讨论，看看怎么保管这个存钱罐比较好，可以吗?"

老刘表示同意，于是将他妻子请进咨询室，一起郑重讨论存钱罐的事。

妻子听完解释后，立刻说:"我家客厅有个柜子，我可以腾出一格来专门摆放它，怎么样?"

老刘附和说:"那倒是可以，放在柜子上没问题。"

王老师:"非常好，你们可以一起做个有仪式感的程序，把存钱罐从卧室移到客厅。"

本次咨询到此结束。

老刘和妻子回家后，选定了一个日子，郑重其事地把存钱罐移到了客厅的柜子里，老刘在后来的咨询里未再提及存钱罐的事，存钱罐对他已经没有任何影响，而且他的睡眠和精神状态都变得越来越好。

> 存钱罐代表了来访者儿时的回忆和创伤的固着，对其来说有象征意义，不能放弃，但这个象征又会给他带来压力和痛苦。咨询师在处理时既要保护象征意义，又要处理来访者的情绪压力和情结。

策略与技巧

1. 本案例展示了在长程咨询中，由于社会安全事件，导致抑郁症的来访者暴露在刺激源之下，从而引起应激反应的干预过程。

2. 来访者的应激反应与儿时创伤有关，抑郁症本身也与创伤密切相关，所以咨询中的重点工作是创伤部分，帮助来访者将创伤记忆意识化、合理化。

3. 咨询中每次触碰创伤，必定要做修复的工作，避免对来访者的二次伤害。

4. 有效利用和调动来访者的支持系统，以简洁、明了、可实施的行动化引导语言，帮助其走出固着状态（个体对某一事物的情绪体验一直保持在某一水平的心理状态）和心理阴影。

5. 在抑郁症的咨询中，主要以来访者在医院的治疗为主，咨询师配合进行咨询工作。主要工作方向为：改善情绪、促进关系、调整睡眠等。如来访者处于精神病性症状比较明显的阶段，表现出暴力倾向、自伤自杀、幻觉妄想等症状，建议先就医。

附：老刘的咨询历程

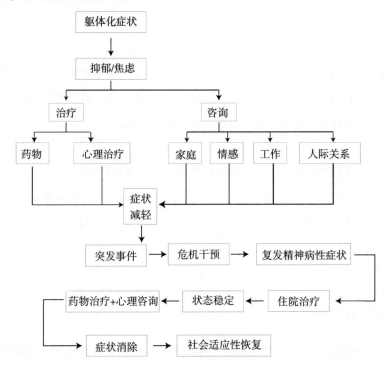

超限效应

心理学上有个"超限效应"，是指刺激过多、过强或作用时间过久，从而引起心理极度不耐烦或逆反的心理现象。

第十章 流行性疫情的危机干预

本章呈现的案例既是现实疫情中干预的实时反映，相信也会对今后类似疫情危机干预起到借鉴意义。在此引用《庄子》一书中一个应对危机干预的小故事做本章的导言，读者可以从中看到我们的祖先其实早已在应用他们的智慧和策略开展心理危机干预，只不过那时不叫"危机干预"而已。

齐桓公在野泽里打猎，管仲为其驾车，桓公见到了鬼。桓公抓住管仲的手说："仲父见到什么了？"管仲回答："我什么也没看见。"齐桓公回去后，因受惊而生病，几天没有出门。

齐国有个叫皇子告敖的士人对齐桓公说："您是自己惊怕忧心而受伤，鬼怎么能伤害你呢！体内有郁结之气，灵魂就会离散而不返归，就会精力不足；郁结之气上达而不下通，就会让人容易发怒；郁结之气下通而不上达，就会让人健忘；不上达也不下通，郁结之气就会闭塞心中，就会生病。"齐桓公说："那么有鬼吗？"皇子告敖说："有。泥沟中有履鬼；灶里有髻鬼；门户中的烦攘处，有雷霆鬼居住；东北墙角下，有倍阿鲑垄鬼占据；西北方的墙角，有泆阳鬼居住；水里有水鬼罔象；丘陵上有山鬼峷；大山中有山鬼夔；郊野外有野鬼彷徨；草泽里有名叫委蛇的鬼。"桓公接着问："请问委蛇鬼的形状是什么样的？"皇子告敖回答："委蛇鬼，身躯大如车毂，长如车辕，穿紫衣戴红帽。他作为鬼神，最怕听到雷车的声音，听见后就会两手捧头站着。见到他的人恐怕要成为霸主啊。"

齐桓公听后开怀大笑说："这就是我所看到的鬼。"于是整理好衣冠和皇子告敖坐着谈话，不到一天时间病就不知不觉地好了。

> 在危机干预中，对错、好坏、归因、道理均不必纠缠，当务之急是解除危机，因此，安全模式才是重点。
>
> 心理危机干预是指针对处于心理危机状态的个人及时给予适当的心理援助，帮助其处理迫在眉睫的问题，使之尽快摆脱困难、恢复心理平衡、安全度过危机。
>
> 【心理危机干预的主要目的】
>
> 1.防止过激行为，如自伤、自杀或攻击行为等。
>
> 2.恢复心理平衡与动力。
>
> 【心理危机干预的原则】
>
> 1.迅速有效，确定干预的方向，强调以目前的问题为主，方案可行。
>
> 2.有其家人或朋友参加危机干预。
>
> 3.不要让当事者产生依赖，避免二次伤害。
>
> 4.一般情况下，把心理危机作为心理问题处理，而不要作为疾病进行处理。

从齐桓公的故事我们看到现代心理危机干预的一些原则、目的和理念早已被我们古代的先人们应用得出神入化了。

需要"断奶"的母亲
　　　—— 疫情期间与儿子分离而产生自杀倾向

> 　　一个人，是宇宙整体的一部分，局限于时间和空间之中。人感受自我、思想和感情，并将它们视为独立的，与其他所有无关，这是一种意识造成的错觉。这种错觉于我们犹如牢狱，把我们限制在自己的欲望及身边亲近的人的感情上。我们的目标是通过拓展我们慈爱的范围，拥抱所有生命和整个自然界的美妙，将我们自己从这个牢狱中解放出来。没有人能够完全达到这个境界，但为实现这个目标而付出的努力本身就是解脱的一部分，也是内在安全感的基石。
>
> 　　　　　　　　　　　　　　　　　—— 阿尔伯特·爱因斯坦

案例背景

马女士，45 岁，单身母亲。她在孩子两岁时离婚，之后投入所有的精力与情感独自抚养儿子，一直未再婚。儿子长大后考入本地的大学，平时住校，周末回家。疫情发生后，城市实行了封控管理，大学生不得离开校园。因无法见到儿子，马女士感到非常焦虑，万分痛苦，于是她拨通本市的心理援助热线寻求帮助。交流过程中，热线接线员判断她有自杀风险，遂而转介至王老师处咨询。

咨询过程

第一次咨询

按照接线员提供的信息，马女士拨通了王老师的电话。

马女士："王老师，你好，我叫马 X，是心理援助热线介绍我找你咨询的。我现在很痛苦，今天你一定要帮帮我，我不知道应该怎么办了。"

王老师："没问题，你别着急，有什么情况请慢慢讲。"

马女士："我从来没有过现在的这种感觉，我觉得活着太没有意思了。"

王老师有点警觉："你现在在哪里？"

马女士："在家。"

王老师："家里还有其他人吗？"

马女士："我姐姐在陪着我。"

王老师的警觉有所放松："你刚才说活着太没有意思了，能具体形容一下这种感觉吗？"

安全性评估：在电话危机干预过程中，咨询师必须时刻关注咨客的状况，是否处于危险之中。虽然有时不能明确判断，但如果交流中听到某些信息或根据直觉感到咨客有可能处于危险境地，咨询师应立即询问咨客的安全状态和所处的环境。

马女士："我就是觉得什么都没有意思。"

王老师："这种感觉有多长时间了？"

马女士："差不多一个多月了吧。"

王老师："在出现这种感觉之前，你在做什么？"

马女士："我那时很正常，买房子、还贷款、陪儿子、跳舞、唱歌、听音乐……"

王老师："那就是说一个多月前你觉得生活是有意义的，是吗？"

马女士："可以这样说。我以前做什么事都有激情，不管遇到任何困难我都愿意去承担，我买了两套房子都是我自己在挣钱还贷。"

王老师："你是做什么工作的？你觉得你的工作有意义吗？"

马女士："我自己做生意，同时也帮别人做账，以前一直做得不错。不知什么原因，最近所有的这些事情我都不愿意做，心烦意乱的，觉得做任何事情都是没有意义的。"

王老师："你的房贷还清了吗？"

马女士："还没有。我都不想还了，还清了也没有意思，我干嘛要去还？"

王老师："能聊聊你现在的感受吗？"

马女士："现在我觉得好无聊啊，什么都没意思！就连窗外的天空都是灰色的，虽然阳光很好。"

王老师："你不是还喜欢音乐和舞蹈吗？"

马女士："以前喜欢，现在觉得没意思。"

王老师："那你能想到其他任何有意义的事吗？"

马女士："想不出来。"

王老师："如果还清了房贷，没有工作压力，你会不会觉得轻松一点？"

马女士："不知道，但我也觉得没意思。"

王老师："那说说你现在的躯体感觉。"

马女士："我身上感觉很冷，我特别怕冷。我也害怕孤独，不敢一个人住，两周前我就让我姐姐来陪我了。"

王老师："有你姐姐陪着，你是否感觉好一些？"

马女士："没有感觉，我只是担心我会自杀。"

王老师："你有这种想法多久了？"

马女士："最近半个月一直有这想法，我就是觉得活着挺没意义的，不知道为什么还要活着……"

王老师："你有什么明确的打算吗？"

马女士："我希望老天把我带走算了，或者一觉睡过去再也不用醒来，一了百了。"

王老师："如果要离开这个世界，你会不会觉得痛苦？"

马女士："王老师，说真的，想到离开这个世界我就会感到很恐怖。唉，活着和死了都痛苦，我不知该怎么办。"

王老师："那你有任何具体的伤害自己的计划吗？"

马女士："没有想过，我连自杀的激情都没有。"

王老师："明白了，就是一种万念俱灰的感觉。人在某些特殊情况下，产生自杀的念头是正常的，但是不一定真的去做。"

马女士："好像就是这种感觉。"

在进行自杀风险评估时，切勿犹疑于是否应该提及"自杀"一词。直截了当的询问不会催化自杀风险；相反，不予回应可能会错失制止自杀行为的机会。这是因为：

1. 向对方询问其自杀念头、意图或计划，并不会触发来访者产生这些想法或意愿。反之，交谈会使人感到释怀，让对方有机会在关爱和不带批判的环境下坦然讨论这些想法和感受。

2. 与萌生自杀念头的人谈论自杀和表示理解这些想法或意愿，其实有助减轻自杀念头。相比之下，如果一名有自杀风险的来访者觉得其他人或许察觉到其自杀倾向，却避而不问，他的绝望和无助感反而会加剧。

3. 在进行自杀风险评估时，应直接就自杀进行提问，以明确找出来访者是否有自杀想法、意图或计划。一般而言，自杀计划越详细和具体，自杀风险就越高。

王老师："另外，我想问一下，为什么请你姐姐来陪你，你的其他家人呢？"

马女士："我儿子今年九月份去上大学了，他住校，疫情期间不让回家。"

王老师："你先生呢？"

马女士："哦，忘了告诉你啦，王老师，我现在是单身。我在儿子两岁的时候就离婚了，儿子跟我。我一个人把儿子带大，虽然很辛苦，但看着儿子长大，有他陪着我，我觉得乐在其中。"

　　王老师："明白了，儿子不能回家，你是不是觉得很难受？"

　　马女士："是啊，以前每个周末他都回家，现在回不来，见不到他，我的心里有空落落的感觉。"

　　王老师："你以前有过怕冷的现象吗？"

　　马女士："有过。在我儿子很小的时候，我又要工作又要照顾他，精神压力很大，经常失眠，去看过精神科医生，当时说是焦虑症。"

　　王老师："后来情况怎么样了？"

　　马女士："经过治疗，焦虑症已经好了。自从我儿子上小学后，我母亲和姐姐每天帮我接送他上学，这样我就有更多时间去照顾我的生意。当时我是和别人合作开旅行社做旅游，做得还不错，可是合作者中途退出了，给我造成了很大的资金负担和很重的工作压力，但我还是一个人承担下来啦。那时觉得生活很有挑战、很有意义。"

　　王老师："你很能干，是一个事业型的女人，能不能这样理解？"

　　马女士："是的，可以这么说。"

　　王老师："你的事业与以前相比，现在有什么变故吗？"

　　马女士："没有，我就是觉得做生意也没有任何意义。"

　　王老师："其他方面呢，比如生活、人际交往等，有什么变化吗？"

　　马女士："其他方面？好像没觉得有什么变化啊。"

　　王老师："你刚才说儿子今年去上大学，那么，儿子离开了你，这个算不算你目前人生中一个大的变化？"

　　马女士："算，当然算啦，甚至可以说是最大的变化。"

　　王老师："既然是你最大的变化，能不能说说你在儿子上大学前后的感受？"

　　马女士："我儿子一直都是很乖的男孩，特别听我的话。"

　　王老师："他在哪里上大学？"

　　马女士："就在我们城市。"

　　王老师："他住校吗？"

马女士："是的。"

王老师："在本地上大学可以不住校吗？"

马女士："可以，但他自己主动要求住校。"

王老师："你希望他住校吗？"

马女士："王老师，说实话我希望他住家里，但我对儿子是很开明的，我尊重他的意见，只要他高兴就行。"

王老师："他入学后经常回家吗？你能经常见到他吗？"

马女士："刚开始能见到他，因为每个周末他都回来。这次国庆节放假，他也准备回来，但是因为疫情的原因，他们学校被封控管理，学生不能离校，所以不能回来。封闭结束后，可以回家了，但他说管理还是很严，如果回家，返回学校时会有很多麻烦，所以就不回来了。我特别想他，也很担心他，我实在忍不住就到他们学校门口去看他。"

马女士的声音里，带有轻微的哽咽声。

王老师："为什么是学校门口，而不是进去看他？"

马女士："唉，因为疫情防控，不让进校门，只能在门口隔着铁门看看他。儿子说他一切都好，不用担心他，让我自己好好保重。"

王老师："那你对儿子说了什么？"

马女士："虽然他表现出一切都好的样子，但我始终觉得他离不开我。我要求他随时都戴口罩，尽量离其他人远一点，要经常消毒……有事情要随时告诉我。临走的时候，隔着铁门，我抱了抱他。我抱着他的时候，我突然觉得，他已经离我很远了，已经不是我的了。回来以后，我直到现在都是这种感觉，心里空落落的，我就开始觉得活着太没有意思了，对任何事情都没有兴趣。"

王老师："噢，我大概了解了。现在我们做一个假设，如果儿子每个周末都能够回来陪你，你还会觉得生活没有意义吗？"

马女士："王老师，我很清醒，这个问题我也想过了，即使是那样，我也觉得没意思。"

王老师："通过与你的交流，我现在大概了解你的情况了。王老师有几点建议：第一，你的身边随时要有人陪着你。你刚才说有姐姐陪着你，近期内她能一直陪着你吗?"

马女士："可以的，我请姐姐来跟我一起住，就是怕我自己做出什么出格的事情。"

王老师："很好。第二点建议，你说过你原来看过精神科，那么建议你先去神经内科或心理科就诊，听听医生的建议。"

马女士："我也考虑过到医院就诊，但是觉得看了也没有作用，所以就没去。最近看到社会上有心理热线，听说还是有帮助，所以给心理热线打了电话。"

王老师："联系心理热线对你有帮助，你做得对。但是，针对你现在的情况，心理咨询只能作为一种辅助的方式，效果可能不会很明显，所以首先还是要去看医生。治疗为主，咨询为辅，两者相结合，对你会有比较好的效果。另外，你感觉到身体发冷，建议你白天多晒太阳，夜里给自己备一个热水袋，用物理方式保持好身体的温度。"

保持温度对于个体减少恐惧感和降低自杀冲动是有帮助的。

马女士："好的，谢谢王老师。"

王老师："现在，请你准备纸和笔，写下几个关系较好的朋友的名字和联系方式，以防你姐姐暂时不在你身边时，你又出现自杀的念头或者其他想法，你可以联系上他们，寻求他们的帮助。"

马女士："好，王老师，我尽量写一下，我其实有点不好意思打扰我的朋友。"

王老师："如果朋友不方便，那你可以记下一条面向社会的心理热线，电话是8008101117。这是24小时服务的热线，任何时候需要都可以打这个电话求助。"

制定安全网，建立并扩充社会支持系统。

马女士："好的，我记下了，我姐姐一般都会在的。虽然她每天都陪着我，但我也不太想跟她说话、不想吃喝，就觉得人生没有任何的意义。"

王老师："你姐姐现在在身边吗？"

马女士："在的。"

王老师："我能不能和你姐姐说两句话？"

马女士："好的，我去叫她。"

马女士的姐姐接过电话说："王老师好，我是马 X 的姐姐，谢谢您耐心地开导我妹妹。"

王老师："不客气。你妹妹现在的情况有点严重，必须要去看神经内科或心理科的医生，请你们一定要重视。"

马女士的姐姐："我们也说过带她去看医生，但她不愿意去。我们再做做她的工作。"

王老师："好的，再好好劝劝她。你每天陪伴她，对她的现状有什么感受？"

马女士的姐姐："我就担心她做出什么出格的事情，担心她自杀。"

王老师："是的，通过与她交流，我也有这种担忧，这段时间她需要 24 小时有人陪伴。王老师感觉她目前处于分离焦虑带来的抑郁状态，这需要专业的医生去做进一步的评估和治疗，根据就诊的情况，我们再来确定需不需要进一步的咨询。你作为家人，这段时间要多费心，除了陪伴，还需要多和她交流沟通，最好能带她出去参加一些社会活动，比如郊游、聚餐、运动等，这对她的病情会有所帮助。"

分离焦虑症（SAD）是一种焦虑症，其中个体对于从家庭或个人对个体具有强烈情感依恋（例如父母、看护者、重要的其他人或兄弟姐妹）的分离经历过度焦虑，通常在 6~7 个月至

3 岁之间的婴儿和小孩中最常见。

　　而父母也会对子女产生分离焦虑，是由于"分离"失去了对孩子的掌控感，因"失控"而引起的不安，这里面包含了对孩子成长的不信任，也包含了对自我的否定。

马女士的姐姐："好的，谢谢老师，我尽量按您的建议去做。"

咨询师小结

1. 马女士有精神类疾病史，尤其是儿子上大学造成了她内心的恐慌、恐惧和无助感，加重了分离焦虑，在意识层面知道孩子上大学离开家、离开母亲是必然的，也是必须接受的，在潜意识层面却不想接纳儿子离开家这个事实，因此以心理疾病的症状试图获得外界的关注、理解和同情。

2. 有自杀倾向，经过评估处于有想法无计划的低风险程度，咨询师正常化来访者自杀的想法，与其共同制定安全网和预防措施。

3. 来访者目前阶段焦虑抑郁情绪比较严重，近期的干预方案应该以心理治疗为主。

第二次咨询

两周后，马女士打来电话："王老师好，按照您的建议，我已经去看医生了。"

王老师："太好了，医生怎么说的？"

马女士："医生诊断说我有抑郁和焦虑两种症状，并开了三种药给我。我遵医嘱服药后，睡眠倒是有所改善，但还是不愿意见人。"

王老师："轻生的想法呢？吃了药之后还有这种想法吗？"

马女士："哦，我好像忘了这个事了，没有想过。但我还是感觉很消沉。"

王老师："这个不着急，得慢慢治疗。你今天打电话主要想聊哪方面的内容?"

马女士:"我就是想和您交流一下,服药之后,我还是心烦意乱的,觉得生活没有意义,不知怎么办。"

王老师:"好的,没问题,但是在我们交流之前,我要先向你介绍一下有关心理咨询的原则。"

马女士:"王老师不需要介绍了,热线组的工作人员已经向我介绍过,还与我签了一份协议。心理咨询的原则我都了解了。"

王老师:"很好!说说你现在的状况。"

马女士:"我还是觉得干什么都没意思。"

王老师:"那你的生意呢?还在做吗?"

马女士:"生意还在,但我根本不想管,我觉得有钱没钱都一样,都没有意义。"

王老师:"姐姐还在陪着你吗?你是不是也需要关心一下家人?"

马女士:"现在好一些,我有精力关心他们了,但他们照顾我反而更多一些。"

王老师:"有精力、也愿意去关心家人,是有意义的事,希望你坚持做。另外,上次我们讨论到你每天需要有规律的户外活动,你做了吗?"

马女士:"做的不多,我姐会拉我出去买菜,她也想拉我去参加唱歌的活动,但我不喜欢,没有去。"

王老师:"有没有什么事情是你自己主动愿意去做的?"

马老师:"我想做的事就是想去学校看儿子,给他送好吃的,但是我又觉得儿子好像不希望我去看他,所以很犹豫,一直没敢去。"

王老师:"理解理解,这些年你除了照顾孩子,自己的个人生活怎么样?社会交往多吗?是否有过情感经历?"

马女士:"主要是忙着照顾儿子,自己的事情考虑得不多。虽然也有朋友介绍过几个男士给我,但都无法谈下去,好像对方融入不了我的生活,不合适。"

王老师："能不能具体说说他们为什么融入不了你的生活?"

马女士："我觉得这些男人都很自私,素质太低,谈不到一起。最重要的是,不能对我儿子好的人,我绝对不交往。"

王老师："看来你对儿子的关注影响了你的恋爱婚姻状态。你的旅行社现在的经营状况怎么样?"

马女士："不太好,受疫情影响很大,现在能勉强维持就不错了。"

王老师："你的确很能干,在这样的大环境下还能维持经营旅行社,在王老师看来这本身就是一种生活的意义。"

马女士："以前我真的是很愿意为工作去付出,吃多少苦都不怕。现在我觉得工作本身已没有意思了,哪怕能赚钱也没有意义了。"

王老师："我记得你上次说喜欢听音乐,现在还听吗?"

马女士："不想听。听歌也很无聊,听了还更伤感。"

王老师："最近与儿子有联系吗?"

马女士："没有见到,但是经常打电话。"

王老师："你与儿子都说些什么?"

马女士："我主要是问问他的生活和学习的情况。"

王老师："他的情况怎么样?"

马女士："感觉还不错,似乎他很享受大学的生活,并不像我一样会天天想着他。"

王老师："非常好,牵挂儿子是正常的。儿子能适应学校的生活,也喜欢学校的生活,你看到这一切,内心的感受是什么?"

马女士："我还是高兴的,只要他过得好、过得开心,我就高兴。"

王老师："儿子的学习怎么样?"

马女士："他很喜欢现在的专业,成绩还不错。我觉得很欣慰。"

王老师："你的高兴和欣慰,对你来说意味着什么?"

马女士沉默了,王老师等了一会(沉默技术)。

　　　　咨询师在此处使用了面质和澄清技术以及沉默技术。

　　面质：指咨询师指出来访者身上存在的矛盾，目的不在于向来访者说明他做错了什么，而是反馈矛盾，协助来访者认识自己，鼓励来访者消除过度的心理防御机制，正视自己的问题，促进问题的解决。

　　澄清技术：心理学里常用的一种技术，是咨询师帮助来访者清楚准确地表达自己所持观点、所用的概念、所体验的情感和所经历的事件。目的是帮助来访者理清思路，更清晰地表达感受。

　　沉默技术：在咨询过程中，当事人可能由于某些原因无法继续表达自己的想法，导致谈话中断。然而，咨询师很清楚当事人内心深处存在着一些重要信息，因此允许当事人沉默，暂停谈话，并在适当时候询问当事人沉默时的心理状态。虽然表面上看起来谈话中断了，但实际上咨询师正在密切关注当事人的非语言行为，等待当事人开口说话。这时候，当事人已经完全沉浸在自己的内在世界中，思考是否要坦诚面对尴尬的经历，或者在试图理清自己的思路。咨询师的沉默技术，使得沉默后所继续的谈话更能反映当事人问题的重点。

　　然后王老师说："你能为儿子着想，能为他的进步而自豪，这本身就是生活的意义所在。你从孩子两岁起就一个人带着他，抚养他到上大学，这对于任何一个母亲来说，都是了不起的成就。你付出了很多的牺牲，很伟大。你觉得呢？"

　　马女士："是的，儿子能够考上大学，我还是很自豪的。"

　　王老师："现在儿子已经独立了，你也到了需要独立的生命阶段了，你是否愿意考虑一下？"

　　马女士若有所思地想了一阵，并未回答。

　　王老师接着说："试想一下，你是不是希望儿子也像你想他一样，整天地想念你，离不开你，你才会感到安慰？"

　　马女士："这一点我想得很清楚，王老师，他不可能这样的。我也不希望他这样，但是看着他不再需要我的样子，我还是觉得痛苦。"

　　王老师："其实你心里也很明白，你对儿子的依赖实际上是你自己的需要，儿子已经长大成人，没有相同的需求了。你也应该开始新的生活了，比如开始新的感情生活。"

马女士："王老师，我现在还不想那么多，不能为儿子做些事情，我就觉得自己没用了，心里空空的，凉凉的。"

王老师："现在请你做一次深呼吸，然后想一想，有什么事能让你没有'凉凉'的感觉？"

马女士沉默了一会儿："想不出来，任何事情都让我心里都有凉凉的感觉，特别是晚上睡觉的时候。"

王老师："那现在王老师教你一个调整这种状态的方法，你可以尝试着做一下。你平时心里感觉凉的时候，要想象太阳就在你的心中发光发热，遇到不开心的事情时，也可以想象太阳在你的心中发光发热。这个方法在某种程度上可以改善你的状态。"

马女士："好的，我试着去做做。"

王老师："另外，你一直想给儿子做饭，那么建议你从现在开始，每天学做一个新菜，等儿子以后回家的时候做给他吃。"

马女士："喔，这个主意好，我对这件事还稍微有点兴趣。"

王老师："平常做了菜，也可以与家人、同事、朋友分享，听听他们的评价。"

马女士："我会去做的。"

王老师："最后，希望你坚持按照医生的要求服药和治疗，我们的约定你也要坚持下去。"

一周后，马女士打电话来感谢王老师，并反馈说王老师教授的温暖身体的方法对她很有效，想象太阳的意象练习让她胸口有很温暖的感觉；由于规律的复诊和服药，她的情绪稳定了许多；她也开始学做新菜，在厨房忙活的时候，是一天中感到最充实的时刻，想到儿子周末回来可以吃到她亲手做的菜，就有了动力。

咨询师小结

1. 对于处在自杀危机或重度抑郁状态的来访者，以行为治疗为主，咨询师尽量做行为层面干预，简单、明确地讨论可操作的具体行为。

2. 咨询师使用了面质、澄清技术、资源取向视角，帮助来访者一起寻找生活中的积极资源，获得掌控感与成就感。

3. 建议来访者学做新菜是帮助其找回兴趣的一种行为方式，另一方面通过做菜这个行为和结果，可以引导其与其他人建立有效的人际连接。

4. 在电话或网络咨询中，不做深度的链接和分析，以稳定化、资源化咨询方式为主。

策略与技巧

1. 咨客的安全性的评判。安全性是第一要素，怎么强调都不过分。在与咨客交谈的过程中，咨询师的大脑，要像电脑中后台运行的程序一样，随时保持对咨客安全性的关注与警惕。

2. 电话咨询的特殊性。仅仅靠语音交流，信息的获取便受到了限制。语音发出的信息与收到的信息并不总是相同，所以，须特别注意咨客说话的音调与语气，从中捕获咨客的状态与感受，再以相似的口吻与咨客交流，将会事倍功半，获得信任。

3. 可以分析一下电话/网络咨询与面对面咨询的异同及处理方式。

##

一、自杀预防

自杀预防亦称自杀干预，即针对有自杀征兆的大众进行教育及向自杀未遂者提供咨询帮助。

具体内容包括：1. 认识与掌握自杀者的矛盾心理，以便劝导与营救他们；2. 了解自杀者的心理障碍及困扰、挫折，充分认识移情的重要作用，使其摆脱孤独、愤怒等情绪，重新唤起对生活的希望；3. 对自杀计划进行冷静、客观的分析与足够的评估；4. 动员自杀者的亲友尽可能多地与其接触、沟通，努力解决自杀者生活中的实际问题等，使自杀想法得到控制。

二、自杀心理

自杀心理（Mind of suicide）是指个体在完全具备支配意识的情况下实施结束自己生命的行为的心理起因与心理特点，有时亦泛指采取自杀行为的意向或倾向。自杀者的动机主要有以下两方面。

1. 人际动机。试图通过自杀行为引起他人同情或改变他人的态度与情感，视自杀行为为影响、说服、操纵、支配他人行为的一种手段。自杀行为既可出自利己性动机，亦可由利他性动机引起，或两者兼有。

2. 内心动机。自杀行为或意向多因自我需要难以获得满足、目标难以实现，或受到家庭、群体、社会的巨大压力和刺激，感到难以解脱，导致精神崩溃，内心彻底绝望。

三、自杀者的一般心理特征

1. 自感人生道路艰难。自杀者多数在生活、工作中遭受重大挫折，对挫折的忍受性差。

2. 对社会或周围人群特定对象持强烈的对抗、排斥态度，怀有深刻的敌意，拒绝他人的关心。认为所处的环境给自己带来各种压力和困难，在困境中得不到周围人群的关心和帮助。

3. 多为性格内向、忧郁，社会交往少，没有或很少有知己者。他们从思想和情感上把自己与社会隔离开。

4. 认知范围狭窄，认知方式较固执、偏激。

5. 思想及心理不成熟，判断力差，犹豫不决，依赖性强。

6. 缺乏自信，对自己的缺陷极为敏感、自卑，生活态度消极。

7. 内心矛盾激烈。虽自愿与社会、他人隔离，但内心又渴望他人的同情和帮助，希望与他人建立良好的人际关系。

（摘自上海教育出版社《心理学大辞典（下卷）》）

被封控的青春
—— 高一女生封控期间在学校情绪失控

> 一个中年人，家庭事业均顺利，却觉生命空虚，感到彷徨而无奈，状况日益严重，遂去问医。大夫开一粒密封药丸，嘱黄昏时分海边服用。夕阳西下，中年人来到海边打开药丸，内装一处方，上书"把'烦恼'写在沙滩上"。遵医嘱，水边海滩上，他写下"烦恼"二字。一波海水袭来，淹没了他的"烦恼"；潮水退尽，沙滩一片平坦，已无"烦恼"。
>
> —— 林清玄《把烦恼写在沙滩上》

案例背景

2022年9月，新冠疫情有所缓和，学校开始恢复上课。刚升入高一的女生小辰，摆脱了前一段时间被困在家里、断断续续上网课的窘迫，现在终于能够回到学校上课。而住校学习，生活上少了些管束，多了些自由，这让她很兴奋。然而，在入学第一周军训快结束时，疫情突然变得极为严重，学校被封闭管理，学生们不能回家，学习和生活受到很大的限制。小辰是第一次离家住校，还没完全适应集体生活，加之性格因素，在封控期间，难以适应学校的生活，她情绪崩溃了，并伴有自杀风险。

学校的心理辅导员张老师是王老师的学员，面对小辰的情况，她遇到了困难，于是转介至王老师处进行干预。

咨询过程

第一次咨询

晚上十点，面对小辰束手无策的张老师，焦急地打通了王老师的电话，急切地说道："王老师，您好，我是小张，抱歉这么晚打扰您。我现在遇到一个棘手的情况，需要请教您!"

王老师："哦，小张好，别着急，你慢慢说。"

张老师："由于疫情原因，我们学校现在处于封闭管理，学生不能离开校园，也不能回家。高一女生小辰刚才情绪很躁动，语无伦次。我一直在试图安抚她，但她始终平静不下来。"

王老师："你说说她的具体表现?"

张老师："按原来的规定，昨天军训结束后学生们就可以回家了。但突然接到通知，由于疫情要封校，所有人都不能离开，如有需要的东西，可以让家人送来。小辰的母亲按她的要求将她需要的物品送到学校门口，再由老师将东西送到宿舍转交给她。她拿到东西，突然开始大哭，闹着要见她母亲。我们安抚了好一阵，她才稍微安静了一点。今天一早，她就闹着要回家，我和她班主任向她解释现在是特殊情况，是暂时的，安抚她一切都会好的，但没用。她反复与她母亲打电话，她妈妈也向她解释现在管理很严，无法进学校，只能送东西来，并问她还需要什么，她随时送来。她与她妈妈通了很长时间的电话后，情绪稍好一些。但是，今天晚饭后，她同宿舍的同学告知班主任，她又开始哭闹，说不想活了，要跳楼。我们急急忙忙赶到宿舍，尽力安抚她。您知道的，学校最担心的就是这类事件……"

王老师："听了你的描述，情况确实很紧急，那你现在做了哪些处理?"

张老师："我们赶到宿舍，看见同学们都陪着她，顿时安心了很多。同宿舍的同学说她晚饭后开始哭，抱怨这抱怨那的，说待不下去了，闹着要回家，并朝宿舍外走。刚走到楼道口就被宿管老师拦住，告诉她按规定不能离开宿舍，她就大喊大叫，威胁要从四楼跳下去，并且做出很危险的动作。同宿舍的三位同学急忙把她拉住，连劝带拉把她带回宿舍，然后通知了我们。宿舍里人较多，不利于和她交流，于是我和班主任老师请她到学校的心理辅导室，我和她单独交流了一下，了解到她今天情绪爆发失控的主要原因是对同学有意见。"

王老师："她说没说是什么具体的事，让她对同学有意见?"

张老师："说啦，她点的奶茶外卖，被其他同学拿了，她认为拿她外卖的同学是故意的，气得晚饭都没吃。这件事引发了她情绪失控，后来变得越来越激动，发展到发泄各种不满，抱怨学校不让她回家，抱怨同宿舍的同学不注意卫生，抱怨厕所太脏落不了脚，没有热水洗澡。同学们越劝她，她越激动、亢奋。"

王老师："她现在是什么状态？"

张老师："我和班主任一直陪着她，也一直安抚她，现在她稍微平静了点，但是无论怎么劝说她都不愿回宿舍。我现在还能做些什么呢？"

王老师："你紧急处理的方式已经挺好了。现在要做几件事情，首先，要安排合适的人24小时陪着她，同时要及时通知她的家人，告知她的情况；其次，如果她情绪稳定下来了，你可以问问她有什么的需求，尽量满足；最后，她的奶茶不是被别人拿了吗？我觉得可以重新点一份给她。"

张老师："已经安排了，准备了一间单独的宿舍，班主任与一个和她关系好的同学在陪她。刚刚已与她母亲通了电话，她们母女俩也在电话上聊了好一会儿，我们也在咨询学校领导能否单独批准她离校，但问了一圈政策，还没有明确的答复。过一会儿，我就帮她点奶茶。"

王老师："非常好，在这特殊的时期，你们确实不容易。你可以了解一下这几天她的睡眠情况，再跟她交流一下目前的想法，特别是还有没有自杀的念头。"

张老师："王老师，睡眠和情绪我都可以问，但是，自杀是能随便问的吗？她会不会有忌讳？"

王老师："不会，既然她已经明确表示了自杀的想法，甚至做出了尝试性动作，我们就不要回避。理论上，简单、明确、直接地交流，不回避她想自杀的念头，对她的自杀倾向反而是一种释放，也会让她感受到你作为心理老师是在接纳她的感受的。"

张老师："哦，好的，我试试看。"

王老师："另外，针对她的行为表现，你可以带她做一些行为练习，例如放松训练、入睡训练。这些方法，我在培训你们时已经详细教授过，你应该没问题。然后要照顾好她的饮食起居，尽量作息规律。"

张老师："好的，她刚才确实说好几个晚上没睡好觉了，心烦得要命。"

王老师："那你今晚就带她做一个帮助睡眠训练，让班主任和她的同学也一起做，几个人同时做，比一个人单独进行效果要好。"

利用从众心理，人会正向地互相影响。

张老师："好的，我一会儿就带她们做一遍。"

王老师："人在某些应激环境中会产生退行状态。你可以问一下她母亲，她平时有没有抱着毛绒玩具睡觉的习惯？如果有的话，可以送一个来给她，对她的睡眠也会有帮助。"

张老师："太好了，王老师，我完全没想到这一点，谢谢王老师的提醒。"

退行（Regression）是指一个人在面对情感压力或挑战时，回到了一种较为原始的心理状态。这种状态通常与他们更年幼时的心理状态相似，因此退行也被称为"倒退"或"回归"。

退行通常是一种应对压力或创伤的自我保护机制，帮助人们逃避或减轻情感压力。例如，一个成年人可能会在面对失业或婚姻破裂等重大事件时，表现出儿童般的行为，如哭泣、挣扎和对他人的依赖。这种行为可能与他们童年时期面对类似情况时采用的应对方式相似。

虽然退行可以在短时间内减轻情感压力，但它并不是一种健康的应对机制。在退行状态下，人们可能会失去对现实世界的感知和判断力，并可能表现出幼稚、依赖和无能的行为。如果一个人经常使用退行作为应对方式，那么他们可能需要寻求心理治疗帮助以应对情感压力，并找到更健康的应对机制。

按照王老师的建议，张老师带领小辰和她的两位同学做了睡眠放松训练，之后让小辰喝了热饮，她情绪平稳很多，睡眠也有所改善。又联系她母亲询问毛绒玩具的事，母亲说小辰的确有这习惯，答应第二天会送她床上的一个玩具过来。

　　第二天一早，张老师又打电话给王老师，汇报了前一天晚上放松训练的过程与效果以及今天与小辰交流的情况。

　　王老师："非常好。今天的交流顺利吗？"

　　张老师："她情绪稳定得多了，也不拒绝和我交谈。交谈中我了解到，她家是离异家庭，父亲属于有家暴倾向的人，常年在外地工作，母亲在本地做生意。在她的成长过程中，主要是母亲带她，父亲除了给钱几乎与她没有交流，也不关心她，所以她养成了有些任性的性格。"

　　王老师："明白了，她的症状还是与她的成长过程有关，有特殊的家庭背景因素。关于自杀的问题，你跟她谈得如何？"

　　张老师："我跟她坦诚地聊了关于自杀的认知，也询问了她对自杀的想法。她说她自己也不知道为什么会有这种想法，当时情绪激动起来，控制不住，就想这么说，也确实有自杀的冲动，都是无意识的。过后想起来，她也后悔当时的冲动，感到害怕。因为自己的情绪易冲动，且反复无常，她甚至怀疑自己是不是有精神疾病。"

　　王老师："现在的孩子应对现实冲突的方式超出我们的想象，还是要谨慎地对待，防止真的发生意外。根据你的描述，我感觉这个女生很多计划和行为受情绪波动影响很大。所以，关注她的情绪变化是当下的主要目标，当她情绪激动时，要及时进行咨询与干预，甚至采取必要的措施。关于她的认知调整和人际关系的改善，是长期的工作，以后再慢慢进行咨询吧。"

　　张老师："好的，谢谢王老师，我现在心里有底啦。"

咨询师小结————————————————————————

1. 在危机事件的远程处理中，首先是防止自杀的危机干预，在危机事件处理的不同阶段，须采用相应的、适时的方法。对于正处于需要陪伴和找回自我意识阶段的被干预者，热饮、毛绒玩具等熟悉温暖的事物能够安抚其情绪，保证其人身安全。

2. 在危机干预中，针对个体进行助睡眠训练，其目的是维持稳定的精神状态，降低自杀风险。在类似的干预中，首先要做的是针对个体的身体表征进行行为训练，因为这些表征会影响到精神状态。

3. 帮助被干预者建立现实有效的支持系统，在短期内减少孤独感。

4. 以班主任和心理老师为主，建立一个心理干预团队，形成干预者之间的相互支持系统。

第二次咨询

一周以后，学校按政策规定取消了封控措施，学生可以回家了。回家后的小辰同学情绪和状态有所改善，但还是闷闷不乐，不愿去上学。小辰的母亲很担心她，于是预约了面对面咨询，带小辰来到了咨询室。

王老师："欢迎你们。小辰同学，现在可以回家了，你感觉怎么样？"

小辰显得不是很开心："王老师，我就是想知道我有没有精神病。"

小辰母亲紧接着说道："王老师，她从学校回家后，要求去医院看病，点名要看精神科，说自己有精神疾病。我认为她没什么精神问题，只是暂时想不开，没带她去医院，所以我带她来找您咨询。"

王老师："好的。先了解一下，你们以前做过心理咨询吗？"

小辰母亲："没有做过。"

小辰："我只是和学校的心理辅导老师有过交流，心理咨询室是第一次来。"

王老师："明白了。因为你们是第一次咨询，所以，在咨询开始前，我需要先给你们介绍一下心理咨询的原则，共五条，第一是保密原则；第二，不求不助原则；第三，没有双重关系的原则；第四，终止和转介原则；第五，收费的原则。其中最重要的是保密原则。我们一会儿需要单独进行交流，如果有需要让你们共同知道的内容，会先征得你们同意才告诉对方，或者你们都在场的时候由你们自己告知对方。"

然后王老师又具体解释了各项原则的含义，小辰和母亲都表示理解了。王老师请小辰母亲到休息室休息，先给小辰进行单独咨询。

王老师："小辰，你对你自己的情况是怎么看的?"

小辰犹疑了一会儿才说："我上周在学校发疯了，控制不住自己的情绪，闹得大家都以为我要自杀。我现在不想回学校，怕回去后被大家议论。"

王老师："你是真的有自杀的想法吗?"

小辰："没想过，但在我控制不住自己的时候，不知道怎么就说出口了，反正学校老师和同学都信以为真。"

王老师："那你真的做了吗?"

小辰："我当时只是太激动了，说说而已，没有做任何事。我知道我不会真的这么做的。"

王老师："你的意思是，你的行为和语言只是你心情的外化形式而已，对吧?"

小辰迟疑了一会儿，似乎在努力理解王老师的话，然后说："大概是吧。"

王老师："但是你要知道，你的表达方式容易让周围的人感受到你真的有这种想法。你这样说了之后，老师和同学是怎么做的呢?"

小辰撇了撇嘴："我就24小时被人守着了呗，我觉得好可笑，其实我也不敢真的跳楼。"

王老师："明白了，我能理解你上周过得挺难的。如果你不希望被大家误会，你现在就要开始学习，学习用新的方式来表达你的感受，让别人能够正确地理解你。"

小辰："怎么个学法？"

王老师："你能不能说说你和同学的交往情况？"

小辰："我有两个好朋友，是什么话都能讲的好朋友。我们在同一个班，但不在一个宿舍。"

王老师："还有其他朋友吗？"

小辰："其他同学和我们三个都玩不到一起，我也不喜欢和其他人交往。"

王老师："你说不喜欢与其他人交往，那么在人际交往当中，你与哪些人交流会让内心感到快乐？是爸爸妈妈，还是同学或老师？"

小辰："我只有跟这两个好朋友在一起的时候，才感到快乐。"

王老师："和你妈妈在一起呢？你们的关系怎么样？"

小辰："一般吧，她很关注我成绩，每天就只盯着我的学习，让我很不舒服。其实我的成绩还可以，我就是讨厌被盯着的感觉。我觉得她很不理解我，除了学习成绩，我的想法、我的需求都被她自动忽略了。"

王老师："刚才你说的这些困扰，与其他任何的心理问题一样，在王老师看来都不是一天形成的，也不是单一缘由导致的。这些问题的形成具有复杂因素的构成，包括家庭环境、性格差异、人际关系等，在后面的咨询中我们会逐渐展开讨论。在正式开始咨询前，你愿意做一个心理测评吗？"

小辰犹疑地说："王老师，我还是想去医院看精神科，测评嘛，我觉得没必要。我来这里其实是被我妈强迫来的。"

王老师："哦，是什么原因让你想去看精神科？"

小辰露出一丝躲闪的神情："我怀疑我的情绪有问题，所以想去看看。"

王老师："没问题，如果你决定要去医院的话，我们就不做心理测评了。那今天的咨询还要继续进行吗？"

小辰："不咨询了，我想先去医院看医生，如果有需要再说。"

王老师："我觉得你有这种想法也很好，到医院去做一个全面的评估。那我们请你母亲进来，把你的想法向她表达清楚，我们也听听她的意见和想法，你觉得可以吗？"

小辰："可以。"

母亲进入咨询室后，王老师对她说："您女儿表示要去医院看精神科，咨询暂时不想进行了，现在想听听你的意见。"

小辰母亲："唉，王老师我就不知道她为什么那么犟，非要坚持去医院看精神科。我觉得她没有什么精神问题，希望您做做她的思想工作，让她多理解理解我，让她好好学习，她的成绩是很好的。"

王老师："据我了解，您女儿的学习成绩还是不错的，您在这方面应该不需要过多地操心吧？"

小辰母亲："她的学习成绩确实是还可以，但就是学习态度太差，经常和同学混在一起，比吃、比喝、比穿。现在生意那么难做，挣钱不容易，她一点都不体谅我的苦衷，想要什么就必须买，得不到就不高兴。前两天看上一双鞋，价格不便宜，要六百多块钱，但她非要买。其他东西，不管价格贵不贵，也不管是不是需要，只要她的两个朋友有，她也必须要有。"

母亲在叙述的过程当中，小辰突然情绪激动，捶胸顿足，大叫了起来，带着愤怒、无奈、尖锐的语气："啊……啊……你是个什么人啊，你怎么乱说？你不同意买那双鞋，我最后只买了一双两百的，哪里是六百啦？"

母亲看着小辰一副生气、无奈的样子，无动于衷地说："不是我说你，你怎么可能买两百的，我拿你没办法，不给你钱，满足不了你的要求，你就去找那个混蛋要，你根本不考虑我的感受。"

小辰咬牙切齿地说："和你根本无法说，不要说了，我要去看医生。"

王老师静静地观察母女俩的争论，然后问："你们平时也是这种方式沟通吗？"

小辰气嘟嘟地说："她永远只会指责抱怨，怪不得要离婚呢！平常我都懒得理她。"

王老师对小辰母亲说："从心理咨询的角度来说，首先是要尊重当事人的意见，您作为母亲，也应该学会尊重女儿的想法和意见。"

小辰母亲被女儿气得很伤心，板着脸："我拿她没办法，说什么都不听，什么都随着她了，还能怎么样嘛？"

王老师："女儿要求去医院看病，还是要尊重她的想法，建议你先带她去看医生，至于心理咨询，等有了医院的诊断结果之后，我们再来拟定咨询计划，你们觉得怎么样？"

小辰沉默，母亲说："好吧，只能这样了。"

王老师："既然妈妈同意了，建议你们今天尽快地去看医生。"

小辰不满地说："我本来的目的就是去看医生。"

王老师对小辰说："很好，现在请你到休息室稍等几分钟，我和你母亲说几句话，可以吗？"

小辰点头表示同意，离开了咨询室。

王老师对小辰母亲说："本来要给您女儿做一个心理测评，但是她强烈要求去医院看精神科，在这种情况下，我们的测评就没有必要啦。你先带她到医院看医生，根据医院的诊断和评估，我们再来决定之后是继续治疗，还是进行心理咨询。"

小辰母亲："好的，我明白了。"

王老师："另外，给你两点建议。第一，要尽量停止抱怨，特别是不要当着女儿的面抱怨，无论是对你前夫还是对生活、工作等其他方面的抱怨；第二，目前您女儿已经到了高中阶段，需要形成独立的自我、独立的人格，你要学会尊重她的意见。"

小辰母亲无奈地说："王老师，她就是钻进牛角尖了，我本来想着你做做她的工作可能就没事了，没想到她那么固执，死活要去看医生。唉，没办法，就先去看医生吧。"

咨询师小结

1. 通过面对面交流，发现女儿部分情绪状态的指向性是针对母亲，母亲对女儿缺乏有效的沟通和理解。

2. 母亲缺乏有关精神健康的知识，从而对女儿的疾病可能带来的危害缺乏认知。

3. 母亲只关心孩子的学习成绩而不关心孩子的情绪，这是产生冲突的直接原因，也是很多家庭子女回避与家长交流的主要因素。

4. 本次咨询给母女提供了对话的空间，也呈现了母女间关系的动力，咨询师主要工作是观察母女间的互动模式和控场。在家庭治疗中，既要给他们相互表达的空间，同时也要注意不让场面失控。

第三次咨询

三天后，母女俩主动来咨询。在咨询室与王老师打过招呼后，母女都没说话。王老师耐心地等着。

小辰母亲看着小辰说："你跟王老师说说去医院看病的情况嘛。"

小辰低着头，很不情愿地说："是你硬要来咨询的，要说你说，我才懒得说。"

小辰母亲看着王老师尴尬地笑了笑，拿出病历本，说："王老师，我们那天从这里直接去了医院，挂了精神科，这是医院的诊断和记录单。"

王老师接过病历，低头仔细看，同时对小辰母亲说："您接着说。"

小辰妈妈："你看嘛，她非要去医院，看了以后医生说她是重度抑郁、中度焦虑。"

王老师："你能够尊重女儿的意见，陪她去看医生，这很好。医生诊断我已经仔细看了，医院有什么治疗方案吗？"

小辰妈妈："医生说要让她住院治疗。"

王老师："那小辰怎么没有住院呢？"

小辰妈妈："医院瞎搞，怎么可能是重度抑郁，我不愿意让她住院，她自己也不愿意。"

王老师："没住院，做了其他处理吗？"

小辰妈妈："医生给开了药，但还没开始吃。"

一直是妈妈在说，小辰坐在一旁不吭声，好像说的事情与她无关。

王老师问小辰："妈妈是这样说的吗？你自己也不愿意住院治疗？"

小辰："我妈说的不完全对，我不是不想住，但是很矛盾，医生的建议让我有点害怕，不敢住院。"

王老师："你对抑郁症和焦虑症有所了解吗？"

小辰："我不想说，我妈硬拉我来咨询的，让她说。"

小辰妈妈："我女儿学习成绩很好，就是最近她总跟玩得好的那两个女生在一起，受到了不好的影响，不愿意认真学习，哪有什么重度抑郁。"

小辰妈妈看了看小辰，又说："王老师，我就希望你给她咨询咨询就可以啦，她根本没有想得那么严重。"

听到母亲的表述，原本不愿讲话的小辰突然对着她大叫："你根本不了解我，医院都已经作出结论了，你还是那么固执和强势，说我没有任何问题。是不是要我死掉你才高兴。"

小辰妈妈看着女儿，有点发愣，一时不知道该说什么。然后说："你以为我这个当妈的容易吗？跟你爹离婚后，我一个人带着你很不容易，我还要做生意，非常辛苦，你还这么不听话。"

小辰激动得抱着头大叫了起来："让我去住院算了，我不想跟你扯。"

王老师已经了解母女俩的交流方式，婉转地阻止她们的争吵："请你们俩深呼吸冷静一下，喝点水，后面由我来问问题，问到谁谁来回答，你们母女之间不要互相责怪。"

王老师感到有必要向她们做一些解释，提高她们对抑郁症的认识，于是说："目前的社会现状是，抑郁症的人数在不断增加，这与社会进步和社会压力产生的矛盾有很大的关系。在我们现实的咨询当中，抑郁症的年龄有年轻化的趋势，最小的抑郁症患者已低至三四年级的小学生。一般由专业的医疗机构的专业医生对抑郁症、焦虑症作出专业判断，既然你们已经去医院做了评估，就要相信医生的专业性，相信医院的诊断。所以呢，妈妈当着女儿的面否定诊断结果，这是不应该的。从我们咨询的角度来说，医院既然出具了诊断，那就应当以医院治疗为主，心理咨询只能起到辅助的作用，如果你们没有按照医生的要求去进行治疗的话，我是不能为你们做咨询的。"

母女俩听了王老师的话，沉默不语，好像在思考。

王老师问小辰："你拒绝住院治疗，那医生开的药吃了吗？"

小辰："开了三种药，我只吃了一种。"

王老师："为什么只吃一种呢？"

小辰："我担心副作用太大，不敢吃。我们同学当中，有的人看了医生以后，一般都是吃帮助睡眠的药，他们说吃其他药会长胖。"

王老师："我能不能理解为，你们同学之间在这方面是有所交流的？"

小辰："这种事现在挺多的，我们也会交流，有的人真的是很孤独、痛苦，有的也不一定。"

王老师："抑郁症一般都会伴随有焦虑症或者焦虑状态，但是，人的情绪状态并不是稳定的，而是随时间、地点及特定事件而波动变化。大多数情况下，虽然表现出抑郁情绪或者抑郁状态，却不一定是抑郁症。所以，当医院确诊了重度抑郁后，建议你一周后再去做一次检查。无论是哪一种情况，小辰妈妈你要知道这不是小辰的主观意识，也不是想不开或者想太多，它是身体的一种真实状态，就像大脑的一次感冒，它是需要被重视和治疗的。"

美国心理学家马丁·塞利格曼，主要从事习得性无助、抑郁、乐观主义、悲观主义等方面的研究。他将抑郁症称为精神病学中的"感冒"。

小辰妈妈："了解了，看来是我缺乏这方面的常识，以后我再也不会一味地责怪她了，我理解她的学习压力是很大的。"

王老师："你能这样认识非常好，现在请你先回避一下，我需要与小辰单独交流一会儿。"

小辰妈妈离开咨询室。

王老师："刚才我观察到，妈妈的情绪会把你的情绪带动得很激烈，平常也是这样吗？"

小辰："经常这样，你不对她这样吼的话，她会不停地说，她根本就不理解我们这代人。"

王老师："也许她对心理常识的了解较少，没有你了解得多，与你的交流产生了摩擦。但是，你能理解她对你的焦虑和担忧吗？"

小辰露出一丝复杂的表情，内疚和无奈交织一起："王老师，其实我还是能理解这一点的，她自己做生意也很不容易。自从她跟我爸离婚以后，性格变得很怪异，总不希望我跟其他人交往，搞得我很痛苦，觉得生活没有意义。我大多数的情绪失控都是因为她不让我跟最好的朋友一起玩，她自己找不到男人，也不让我有正常的朋友交往，只要我与朋友交往，她就发疯。"

王老师："看来你对你妈妈还是有所了解的，你希望她怎么做呢？"

小辰："其实我已经长大了，我希望她少管我的事，她能把她自己管好就不错了。"

王老师："知道了。当看到医院的诊断结果时，你有什么感受呢？"

小辰："我觉得很正常啊，我们这代人有抑郁症还是挺普遍的。"

王老师："你的同学当中有吗？"

小辰："有的嘛，我都这样了，我妈还不理解，还那么凶，其他同学的家长，听到孩子是抑郁症，早就围着孩子转了。"

王老师："你是不是也希望被你妈妈关注、照顾，围着转？"

小辰："这个倒没有，我只是希望她看到我都这样了，少骂我点，少点责怪。"

王老师："那我能不能这样理解，你看到抑郁症的诊断，不仅不难受，反而有点惊喜，好像终于能有人理解你的不舒服了，甚至可以有躺平的理由了？"

小辰若有所思了一分钟，说："好像是这样。"

王老师："学校平时会对你们做心理测评吗？"

小辰："做。不过这种测评已经做烂啦，有的同学知道怎么把测评分数做得很高，显得结果很严重，不想上课，想躺平在家的时候，都可以这样做。你知道这种情况。"

王老师："我也经常做测评，但是刻意地把分值做高也不容易。你这次去医院做测评，有没有你说的这种情况？"

小辰看着王老师，暗自发笑地说："其实我去医院还是很紧张的，在医院那种氛围下，我想做手脚也做不了。"

王老师："很好。现在我们做两个约定，对你非常重要。第一，既然你不愿意住院，那在家遵医嘱服药，这个你能做到吗？"

小辰："那副作用怎么办？"

王老师："要相信医生的专业性。下一次再做测评时，医生会根据测评结果调整药量，或者你根据自己的学习生活状况，主动征求医生的意见，提出调整药量。"

小辰："好的。"

王老师："第二，当你和母亲发生冲突时，希望你尽量不要与她发生正面的争吵。稍后我也会与你母亲交流，教会她应对自己情绪的方法。"

小辰："那太好了，是她需要咨询，不是我。"

王老师："现在你先到休息室等一会儿，请你母亲进来，我和她单独交流。"

小辰："好的，谢谢老师。"

小辰妈妈进到咨询室，说："王老师，我还是觉得她没有什么抑郁症，她是受那些同学影响，心思变歪了，在装病，跟你咨询就会好起来的。"

王老师："前面我们已经说过，要相信医院的诊断，你当着女儿否定现实，是对女儿的伤害，会让她觉得连她生病你都要否定，那么她其他方面的想法更不可能得到你的认可，你只认可自己的想法。"

小辰妈妈："哦，确实我不应该当着她的面说那些话，我以后会注意的，但是我真的觉得她是有点装病。"

王老师："你很早就离婚了，独自带女儿，还要辛苦工作养家，我知道你很不容易。在育儿上遇到了困惑，想必你也有很多思考，在心理咨询当中，我们经常遇到小孩子出现考试综合症的状况，你听说过这个名词吗？"

小辰妈妈："没有听说过。"

王老师："小学三四年级的学生更容易出现这种情况，每到考试，有的孩子就会发热、肚子痛、腹泻，严重的还会出现呕吐、哮喘的现象，一旦考试结束，这些症状就自然消失了，这就是考试综合症。造成这种现象的原因，是孩子害怕考试，担心考不好；而如果生病了，那么就可以顺理成章地不参加考试，或者考试成绩不好也有了比较合理的借口。但是，他们的发热或者腹痛是真实发生的，不是装出来的。"

小辰妈妈："哦，王老师，我记得了，好像家长群里有人说过这样的情况，我没往这方面想。"

王老师："那么，现在你还会说医院对你女儿的抑郁诊断是她装出来的吗？"

小辰妈妈："我大概明白了，那她的抑郁和焦虑代表什么呢？"

王老师："据我的观察和理解，小辰是个很好强的姑娘，有点爱面子，在学习、社交、打扮等方面，她也想表现得比别人优秀。一旦有了不如意，她的心理就会支撑不住，就有可能产生焦虑、抑郁的负面情绪。当她被封控在学校且情感上不被理解的时候，负面情绪就爆发了，你可以理解为她的潜意识也在为自己找个出口，这个时候家人对她的理解、认可和关心就显得至关重要。"

小辰妈妈："我以为她们这个年龄段的女生闹点情绪，有矛盾是正常的，没太放在心上。我的确是疏忽了。"

王老师："她强烈要求去看精神科，起码可以说明她想脱离那个环境，不想面对那些同学和舍友，同时也为了引起别人的关注，尤其是你的重视。你的重视不仅要关心她的学习，还要关心她的感受和她真正的需求。"

小辰妈妈："我确实在这些方面做得不够，但确实也没办法呀，我要赚钱，我自己的事情都疲于奔命。"

王老师："我能理解成年人面临的压力，但是有几件事需要你从现在开始做起来：第一，不要当着女儿的面抱怨和否定她；第二，不要过于情绪化地表达你的观点。如果你实在是在气头上的话，可以直接说你的情绪和感受，尽量避免'我都是为你好''要不是因为你，我……'这样的口头禅，这会让她产生抗拒心理；可以直接说'我现在很难过，我们都冷静一下再说''我很愤怒，心理老师告诉我不要在气头上表达，所以现在不能跟你说话'，这样的效果会好很多；第三，暂时脱离引发你情绪波动的人和事，比如你去窗边做几次深呼吸，看看天空中的太阳或月亮，或者下楼转一圈，这样你的情绪会有所改善。"

小辰妈妈："好的，我去试试，有时候真不知道怎么给自己降火，我就是个急性子。"

王老师："一定要记住，你表达的态度比内容更重要，你表达的方式比目的更重要。通常，家长们会去强调目的和内容，而忽略了态度和方式，最终导致对方不愿意接受，还不如不说。"

小辰妈妈："我从来没往这个方面去想，真的是需要学习。"

王老师："刚才和你女儿做了交流，她也希望能好好地跟你说话，现在更多的是需要你去理解女儿，特别是去理解她的焦虑和抑郁情绪。你女儿表示会按时服药，过一周后你可以带她去做一个复查，所有的用药和药量的调整，请你们跟医生商量，根据医嘱来执行。她的精神状况请你一定要重视，如果她提出复诊和治疗的需求，你要尽量满足她。"

小辰妈妈："好的，我明白了，我照您说的做。"

　　抑郁情绪不等同于抑郁症。抑郁情绪会伴随孤独感、情绪低落、焦虑、烦躁、自我否定等症状，是个体对环境和内在刺激的一种情绪反应，对生活、学习等可产生消极影响，属于人

体正常的生理反应。当检测有抑郁情绪时，建议及时与专业的医生或心理咨询师沟通交流，由专业的医生或心理咨询师用专业的标准帮助判断是否是抑郁症，并给出专业的建议或治疗等应对方案。人的情绪是发展变化、不断波动的，心理测量的结果一般代表近期的情绪状况。抑郁情绪的检测结果，代表近一周的状态，如果测量结果有抑郁情绪，建议一周后再做一次复检。

心理焦虑或焦虑情绪不等同于焦虑症。心理焦虑或焦虑情绪是一种正常情绪反应，是人类的基本情感体验之一。在工作职业、婚姻家庭、社会交往的不同情景中，可能会产生焦虑情绪或心理的焦虑状况，我们的焦虑情绪会有所波动，有波动是正常的。心理测量的结果，一般只代表测量时近十天的情绪状况。有心理焦虑或焦虑情绪不一定是焦虑症。检测有较高心理焦虑或焦虑情绪时，建议一周后做一次复检，或与专业的心理咨询师交流沟通，由专业人士用专业的标准判断是不是焦虑症，及时就医。多数不需要医学处理，经过专业心理疏导或个人独特的应对方式，问题多数会得到解决或自然舒缓。

策略与技巧

1. 本次咨询首先进行了抑郁、焦虑症的知识普及，鼓励积极就医。

2. 在咨询室的工作是调整亲子关系，尤其是教授母亲亲子沟通和自我情绪管理的方法。

第十一章　心理危机预防

　　一般而言，危机有两层含义：一是指突发事件，出乎人们意料发生的，如地震、水灾、空难、疾病暴发、恐怖袭击、战争等；二是指人所处的紧急状态。当个体遭遇重大问题或发生变化使个体感到难以解决、难以把握时，平衡就会打破，正常的生活受到干扰，内心的紧张不断积蓄，继而出现无所适从甚至思维和行为的紊乱，进入一种失衡状态，这就是危机状态。

一、心理危机

　　心理危机是指个体在遇到了突发事件或面临重大的挫折和困难时，当事人既不能回避又无法用自己的资源和应激方式来解决，因此出现的心理反应。由于突然遭受严重灾难、重大生活事件或精神压力，生活状况发生明显的变化，尤其是出现了依靠现有的生活条件和经验难以克服的困难，以致当事人陷于痛苦、不安的状态，常伴有绝望、麻木不仁、焦虑以及植物神经症状和行为障碍。心理危机，可以指心理状态的严重失调，心理矛盾激烈冲突难以解决，也可以指精神面临崩溃或失常，还可以指发生心理障碍。

二、心理危机干预

　　心理危机干预，是对处于心理危机状态的个人及时给予适当的心理援助，帮助其处理迫在眉睫的问题，使之尽快摆脱困难，恢复心理平衡，安全度过危机，重新适应生活。

危机干预主要采用倾听、支持、宣泄等技术，让个体表达或发泄内心的积郁，并在此基础上给予接纳、解释，帮助其树立信心。对有自杀倾向的个体，主要集中在使他们放弃自杀观念，而不是对自杀的原因作反复的分析和解释。了解可以采用的应对方式，调动和利用社会支持系统，即亲人、朋友、社区、单位等共同帮助其渡过难关。

三、心理危机干预的主要目的

1. 防止过激行为，如自伤、自杀或攻击行为等。
2. 恢复心理平衡与动力。

四、心理危机干预的原则

1. 迅速有效确定干预的方向，强调以目前的问题为主，方案可行。
2. 让家人或朋友参加危机干预。
3. 不要让当事者产生依赖，避免二次伤害。
4. 一般情况下，把心理危机作为心理问题处理，而不要作为疾病进行处理。

五、提高心理危机发现识别能力

1. 内心失衡状态。

心理是人的大脑对客观事物的主观反应，心理现象可分为心理过程和人格两大类。其中，心理过程包括认知、情绪情感和意志。人格也称个性，是个体区别于他人、相对稳定的影响个体行为模式的心理特征的总和，包括需要、动机、能力、气质、性格等。而人格特质通常会通过心理过程表现出来。

2. 行为异常。

行为举止异常是识别重点。危机表现首先体现在"行为举止与往日不同"，比如，突然将自己喜欢的或者珍贵的东西送人，与家人和朋友说一些类似道别的话，在非节假日无缘由地邀约家人聚会，无故整理或丢掉自己的东西，突然开始叮嘱家人或者安排一些事情等。

3. 情绪反常。

危机表现还体现在情绪状态上。例如，处于抑郁状态，看起来郁郁寡欢、闷闷不乐、经常哭泣或情绪不稳定，抑郁后无明显原因突然变得平静或异常高兴等。性情改变也需警惕，如外向的人突然变得内向，少语的人突然变得话多，爱说爱笑的人突然变得少言寡语或郁郁寡欢……

4. 现实生活冲突。

危机表现还存在于重大负性生活事件中。比如，身患严重的躯体疾病、遭遇亲人离世或变故、天灾人祸、失业、经济困难、离婚等。负性生活事件可能是近期发生的，也可能是持续已久的，这些近期和长期负性事件都会给个体带来较大压力。

5. 人际关系。

危机表现可能存在于较差的人际关系和社会支持系统中。比如，没有朋友或亲人，经常独来独往，不与他人沟通和交流，不接受别人的帮助，也不向外寻求帮助等。

综上所述，心理危机对于每一个人都在所难免。重要的是，要加强危机和危机干预的有关知识、常识普及。要建立有效的支持系统，遇到危机要有求助意识，主动寻求帮助，甚至向心理专家求助，以尽快度过心理危机。

心理危机并非无计可施，我们可以通过上述特定的"信号"识别高危状态，并寻求专业的帮助。当危机背后潜在的影响因素被解决，心理危机状态就会安然度过。

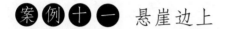 悬崖边上

—— 一男子在拓展训练中有暴力倾向

感觉控制（Perceived Control）是人们认为自己可以控制自己以及周围的环境、人、事物、感受和活动的程度，控制对象可以是行为、过程及结果，包括已经发生和尚未发生的。美国心理学家 Julian B. Rotter 提出了感觉控制的两个控制点：

1. 内部控制点（Internal Locus of Control），人们相信自己对生活中的事件具有控制力。

2. 外部控制点（External Locus of Control），人们相信自身以外的一些事物控制着生活中的事件。

某机构在拓展集中训练过程中，邀请心理机构对所有参训人员进行心理健康和人格倾向测评。评估结果显示，少数人员具有不同程度焦虑、抑郁、偏执等指标的预警。根据训练营的心理服务方案和设置，有预警的人员都需要进行个体访谈和心理疏导，以确定是否需要转诊和进一步干预。

在拓展训练营的要求下，王老师心理咨询团队一行五人前往营地对队员进行访谈与进一步的评估。汽车沿山路绕行，一路颠簸，来到了一个植被繁茂的山谷，这是训练营地的所在地。两排迷彩帐篷并列在山谷间的平地上，帐篷内分设办公区和休息区，分别被隔建成许多独立的小房间。营地腾出办公区域三间房作为咨询室，并按照咨询的要求做了简单布置。王老师的咨询室是帐篷最靠里边的一间，在布置整理房间的时候，王老师的助理发现一把长度近 30 厘米的匕首，她将匕首拿出咨询室，交给现场的领队，并询问："这个房间有匕首你们知道吗？平时需要携带使用吗？"

领队听到后大吃一惊："不知道啊，你们在哪里发现的？"

助理："就在王老师的咨询室，在桌子抽屉里发现的。"

领队："我们规定不允许有类似的物品带入训练营地，你的发现太重要了。"

助理："那这个情况应该引起你们的重视。"

领队："是的，我们会非常重视。谢谢老师。"

按照营地的安排，测评结果中出现预警的所有人员将依次到咨询室做例行的相关访谈。咨询师及助理们不顾旅途劳累，完成了访谈前的准备工作，即刻进入到一对一访谈中。

午休时，王老师正在咨询室小憩几分钟，一个清瘦的队员，面带几分紧张来到咨询室，他在门口探头观察了一下，想要进来的样子，看到房间内有人，他连忙退了出去，站在门口犹豫不决的样子，显得心事重重。

王老师看到了他，便邀请他进入咨询室，问他："有什么事吗？"

队员目光有点躲闪："没事，我就是想来看看。"

王老师："这里是心理咨询室，你是想做心理咨询吗？"

队员："是的，但是他们通知我下午来，我有点好奇，所以先过来看看。"

他边说边环顾咨询室内四周，仿佛在找什么东西。王老师突然想起早上在咨询室里发现的那把匕首，难道与他有关？随即调整情绪，平静地问他："你叫什么名字？"

队员："孙猛。"

王老师看了当天下午要进行访谈的人员名单，其中确实有他。

王老师："既然来了，那我们就聊一聊？"

孙猛似乎不太愿意："老师，我们下午两点要进行野外对抗训练，等训练结束后，我再来找你。"

王老师看了看手表，一点钟，问他："你们训练几点钟结束？"

孙猛："大概四点吧。"

王老师："下午要访谈的人比较多，现在刚好有时间，我们先聊一聊怎么样？"

孙猛："有的队员今天不训练，你可以和他们先谈。"

王老师一直在观察他，他的视线飘忽不定，一直往桌子那边发现匕首的位置偷看。王老师更加怀疑他与匕首有关，对于这样有潜在危险的事件，必须及时处理，于是对孙猛说："你先坐下来，我们聊一会儿。"

孙猛站在那里，没有回答，但躯体和表情都表现出不自然。

王老师一面与他交流，一面看他的测评结果，发现他在焦虑、抑郁和偏执三个维度方面分值偏高。

王老师："你既然来了，我刚好也有空，我们就先把你的访谈做了吧。"

看得出他很犹豫，不想聊，却也不想走："要多长时间，老师？"

王老师："一般在 45 分钟到 50 分钟之间。"

孙猛勉强地说："好吧。"

王老师："我看到你的测评报告显示，有几项分值偏高，按照要求需要进行一个访谈以确认你的真实状态。能不能说说你最近的睡眠状况和饮食状况？"

孙猛："好像都没有什么问题。"

王老师："你在这里训练和生活，与大家的关系怎么样？"

孙猛思索片刻说："不怎么样。"

王老师："能不能具体说一下？"

孙猛："说不清，没什么好说的。"

王老师："哦！那我们聊点别的吧，你训练的情况怎么样？"

孙猛："训练还是可以的，我的成绩都不错。"

王老师："哦，你太厉害了！你认为你适应这里的训练和生活吗？"

孙猛："厉害谈不上，我长跑不行，一直没有达标，总被他们欺负和嘲笑。"

王老师追问："他们是谁？"

孙猛："不好说，说不清。"

王老师："你和同班的队员关系怎么样呢？"

孙猛："一般。因为我长跑没过，他们联合起来整我。"

王老师："王老师听到两个关键词，一个是'整你'，一个是'他们联合起来'。你能不能说一下他们是怎么'整'的？"

说到这话题，孙猛似乎有点来气："每天要我加练长跑都不说了，最可恶的是安排我打扫卫生间。我提出异议，他们不理，到开班会的时候，还一致坚持说，过不了长跑考核的人就是应该打扫卫生间，这不就明显地联合起来针对我嘛。"

王老师："听起来你很不高兴，是不是觉得很委屈？"

孙猛脸涨得通红，说："当然啦，换谁谁不觉得委屈？"

王老师："我能够理解你委屈的感觉。如果长跑考核不能通过会有什么后果？"

孙猛："如果不能通过，我们班就不能评先进，大家就要被扣奖金。"

王老师："这个规定听起来挺严苛的，可能是希望大家要共同努力，一起过关。"

孙猛："老师，我也在努力。但是他们也不能整人嘛！"

王老师："或许反过来想一想，假如你的奖金因为别人的原因被扣了，你可能也会很不爽。"

孙猛："我懂你的意思，可是他们越整我，我越没有心情去加练了。"

王老师："你是不是有一种很憋屈的感觉？虽然还没有达到及格线，可是自己已经很努力了，却得不到同班队员的理解。"

孙猛："不理解我也认了，我就是想不通他每次开会都出言不逊，当着所有人骂我，甚至说我父母白养我了。有一次开班会的时候，我差点和他打起来。"

王老师："他是谁？"

孙猛："我们班长。这个家伙不但欺负我，还欺负别人。"

王老师："别人指的是谁？"

孙猛："我们班另外一个队员，他的考核总是通不过，也被罚打扫卫生间。他告诉我有一次卫生间没有打扫干净，还被班长踢了一脚。我真是忍无可忍了。"

王老师："你们的班长很强势，没有顾忌到你的感受，让你难以接受，这一点王老师是可以理解的。此刻，请你想一下别人对你有意见正不正常？"

孙猛："老师，现在和您在一起交流，我可以说他们的意见是正常的，跟他们在一起时我坚决不说。"

王老师："班长要求你和指责你，让你不舒服，可以理解。任何人都不喜欢被指责，换我被指责我也不喜欢。可是，他的职责又要求他要去管理和解决问题。"

孙猛："要求和批评倒是可以，但是不能整人。我又不是不努力。"

王老师："我想了解一下，你愤怒到极点时会有什么表现？"

孙猛："要是上学的时候，肯定会打架。工作以后好像能够自我管控，比以前能忍了。但是，不管是谁说我父母的坏话，我都会受不了，我目前还在忍，不知道什么时候会爆发。"

王老师："你说的爆发是什么？有具体的指向性吗？"

孙猛："班上的人欺负我都可以忍受，但是在班会上当着那么多的人说我的父母，我忍受不了。"

王老师："忍受不了你会怎么做？"

孙猛："我不知道，走着瞧。"

通过交流与观察，王老师觉察到，到目前为止，孙猛还处于防御状态，与咨询师还未建立信任。当前最重要的是先建立咨询关系。

王老师："你平时有负面情绪的时候，会怎么处理？"

孙猛硬邦邦地回答："这个不需要处理，处理也没用，人不犯我我不犯人。"

王老师："明白了。我想跟你分享一下处理负面情绪，特别是愤怒情绪的一些方法，你愿意一起做吗？"

孙猛："怕是没必要。"

王老师站起来，走到咨询室的门口，对他说："有没有必要做了才知道，起码可以感受一下。一起来吧。"

孙猛不太情愿地跟着王老师一起走出帐篷。在帐篷外的空地上，王老师说："我们一起先做三次深呼吸。"

做完深呼吸后，王老师对孙猛说："现在，抬起你的双手，就像是去摸树上的树枝，抬得越高越好。"

孙猛觉得很新奇，试着抬起了双手。

王老师："升起双手的时候尽量吸气，手往高空伸展，打开你的胸腔，尽量让所有的氧气充满你的胸腔和腹腔，然后双手握拳，握拳的同时，就像将树枝往下拉一样，用全身的力量将双手快速往下拉，身体也快速地下蹲，右脚大力跺地的同时口中发声，大喊'哈'。下蹲的时候，所有的气息被压缩，随着'哈'的吼声，通过胸腔和喉咙，冲出你的身体。"

王老师做了一次示范，然后又带领孙猛做了一次。孙猛有些放不开，显得有点缩手缩脚。

王老师："你的动作太轻柔了，没有爆发出冲击力，重新做一遍。你身体里的气息要有迸发的感觉。"

孙猛点点头，又做了一次，效果稍微好一点。

王老师："还不够，声音还是不够洪亮，跺脚的力量也不够大，再来一次。"

孙猛腼腆地说："老师，在这么空旷的地方吼，大家都会听到的，有点不好意思。"

说话时他的脸上露出了少许羞涩的红晕。王老师看到他泛红的脸时，突然意识到，孙猛的羞涩腼腆表现出他内心有某种柔软和善意的部分。于是鼓励他："没关系，让大家听到你的吼声，让整个山谷都听到你的吼声，我们需要听到你的声音在整个山谷回荡。来，王老师和你一起做，别人怎么想都不要在意。"

此刻训练营地的山谷中响起了此起彼伏的"哈——哈——哈"的吼声，以及皮靴跺在土地上的沉闷响声。山谷用它特有的低沉音响回应这两个人特别的嘶吼，酣畅淋漓，人与自然的共鸣在山谷中回荡，心中的郁结，喷薄而出。两个人做了大约十多次动作才停了下来，孙猛带着淡淡的一丝微笑，气喘吁吁地看着王老师。

王老师问："现在有什么感受？"

孙猛笑着说："很爽！可以不用顾及别人的看法和想法。"

王老师："其实很多情况下，别人并没有在意我们，而是我们自己觉得别人在关注我们。"

孙猛："我一开始还有点放不开，但是把声音喊出来后有一种释然，觉得积压在胸口的一些情绪找不到了，好像被吼掉了，轻松了，只是脚跺得太用力，现在感觉有点麻。"

王老师："我也感受到你做得越来越投入了，现在还想再做一组吗？"

孙猛摇摇头："做不动了，不做了。"

王老师："那我们回去聊一下刚才练习的感受吧。"

两人一起回到了咨询室，坐下。

王老师："以后在你心里憋得难受的时候，可以使用刚才教你的方法把不良情绪释放掉。"

孙猛："好的，我知道了。"

王老师："无论你有什么不良情绪，比如愤怒、委屈、孤独，在做这个练习时，你都可以加一个想象，把所有的不良情绪通过跺脚传导到大地的深处，把你说不明白的一些情绪通过吼声传递到天空中。现在你先做一次深呼吸，然后仔细感受一下，你心里的不舒服还在吗？"

孙猛深吸一口气，慢慢说："好像好很多，真的没有那么愤怒了。"

王老师："现在你能具体说说你的愤怒了吗？"

孙猛犹豫了一下，然后鼓起勇气说道："我憋了好几天了，今天我们训练，是野外对抗，原本打算对抗的时候把用匕首捅我们班长两刀。"

王老师心里暗自一惊，想到幸好测评把他筛选了出来做访谈，也感到坚持留住他是明智之举。表面镇静地问："那么你现在还想实施你的计划吗？"

孙猛沉默，眼睛看向地面，没有直接回答这个问题。

王老师："很感谢你对我的信任，对我说了你最隐秘的想法。在王老师看来，你能够表达出来，就说明你不会真的去做。我能这样理解吗？"

孙猛有点感动："王老师，我觉得你很亲切，跟你说什么都能被理解，告诉你任何事情都很放心。其实我理智上知道，那样做对谁都没有好处，我应该不会去做了。"

王老师："我也相信你不会去做。希望你能控制你的情绪和行为，今天的方法能够很好地帮助到你。"

孙猛："好的，我会试试的，我可以走了吗？"

王老师明确地说："不行，你已经把这么重要而且危险的事告诉我了，我不会轻易地放你走。在你们今天下午的训练结束之前，你就跟我待在一起吧。"

孙猛有些为难，什么也没说，也没离开。

王老师观察到他的表现，说："这样吧，我通知你的领队，告诉他们你不参加今天下午的训练了。另外，根据心理咨询的保密原则，你这样的情况属于保密例外，我希望我们俩能一起告知你的领队，但是不会跟其他人说。你觉得怎么样？"

孙猛面无表情地说："你是老师，你说了算。不知道他们会怎么处理我。唉——无所谓了。"

保密例外原则

1. 来访者同意将保密信息泄露给他人。

2. 医疗机构、司法机关要求心理咨询中心提供相关保密信息。

3. 来访者患有危及生命的传染性疾病。

4. 来访者可能对自身以及他人造成即刻伤害或者死亡威胁。

另：当遇到以上保密例外情况时，应尽量把泄漏程度控制在最小范围内。

王老师："没有造成事实和后果，只要你能够及时调整、控制住自己的情绪与行为，我认为你的领导和队友，以及王老师都会理解你的。特别是王老师要感谢你的信任。"

孙猛："其实我也无所谓啦，本来我也不愿意做什么伤害别人的事，而且我也不靠他们吃饭，大不了不干了。"

王老师走到门口，让其他工作人员找领队过来。领队很快就来到了咨询室。

王老师："我想与你商量一下，孙猛不参加下午的训练了，我们还有事要交流。"

领队感到有些不正常，关切地问："王老师，具体是什么情况？严重吗？"

王老师："是有情况，我和小孙现在要告知你，他与班长一直有矛盾，未得到妥善解决，他的情绪状态不够稳定，有伤害他人的想法，刚才他主动告知了我他的想法，所以我们还需要继续交流一下。"

领队惊诧地看向孙猛，有些不敢相信。

王老师继续说："虽然心理咨询是需要保密的，但我觉得这个情况还是需要及时向领导汇报，避免不愉快事件的发生，除了你的直接主管领导外，请你不要让其他任何人知道，尽到保密的义务。小孙会和我一直待在咨询室，请你们在训练结束以后再来接他。"

领队："好的，我知道了。"

说完，领队表情严肃地离开了咨询室。

王老师对孙猛说："好了，我们已经请假了，该告知的也告知了，王老师觉得踏实很多。你现在是什么感受？"

孙猛："王老师，其实跟您交流以后，我已经放弃了原来的想法，现在也觉得轻松了很多。"

王老师："那就好，我们俩握个手好不好？"

孙猛诚恳地伸出了手。握手的时候，王老师感觉到他的手掌有力量，有温度。

王老师顺势说："对啦，你刚才进来的时候，好像在找什么东西？"

孙猛羞涩一笑说："王老师，您怎么发现的？我捡了一把刀，因为我们训练不能带任何类似的东西，所以我把它藏在这间房间里。听说今天这里变成了咨询室，我赶紧过来找，没想到还是晚了一步。"

王老师："我的助理发现了匕首，已经上缴了。我们就不再纠结这个事了，王老师不会再主动提及这个事。"

孙猛："谢谢王老师。"

王老师："你以后有什么打算？"

孙猛："我不想跟他一个班了"

王老师："鉴于你现在的状况，王老师也觉得你换一个班是比较好的。你需要我帮助与你们领队沟通吗？"

孙猛眼睛一亮："那再好不过了。"

王老师："那我们就这样说定了，我稍后会跟领队提议。"

访谈结束后，得知领队已根据咨询师的建议将孙猛换到了另一个班，并且安排专人定期找他谈心，并建议他定期接受心理咨询。

咨询师小结

1. 测评筛查在日常组织管理中凸显了其重要性，根据测评结果需要组织针对性的一对一访谈和评估，起到复检和确认测评结果真实性的作用。以此作为依据进一步跟踪服务、转介、转诊等。

2. 在非常规咨询室的环境下，尽量按规范布置咨询室，对于一些有危险的物品需要提前撤离出咨询室。

3. 建立信任关系在危机干预中尤其重要，咨询师一旦觉察到被干预者的防御和阻抗后，应该调整策略，先建立关系。

4. 本案例体现出咨询师的观察力和觉察力在其中具有的重要意义和作用，平时咨询师在训练中要注重培养观察力和觉察力。

5. 本案例呈现了危机干预中的保密例外原则。

6. 与被干预者所在组织达成合作联盟，为被干预者建立有效的支持系统、社会资源和服务，确保后续的心理支持和风险防范。

策略与技巧————————————————————

1. 意向疗法，是一种通过人的主观意念或引导意念，产生积极的思维想象的治疗方法。它包含意念与观想两个层面，将博大精深的传统文化与国学、日益发展的心理学、哲学及自然科学有机地结合在一起，是非常有效的一种心理疗法。科学家预言，意向疗法将是 21 世纪医学的新突破。

2. 建立咨访信任关系是心理咨询的重要前提和基础。在咨询过程中，咨询师应当以开放的心态和真诚的态度，倾听来访者的问题和需求，与其建立互信和尊重的关系。同时，咨询师需要积极与来访者沟通，表达自己的观点和理解，并逐步引导来访者思考和解决问题，增强来访者的主动性和自我决策能力。此外，咨询师还需保护来访者的隐私和信息安全，提供合适的支持和建议，帮助来访者建立健康的心理状态和自我认知，共同达成咨询目标。

3. 心理咨询师在培养观察力和觉察力方面，需要通过不断的实践和自我觉察来提高自身的专业素养。其具体方法包括：细致观察来访者的非言语表达，如面部表情、姿势、眼神等；注意来访者的言语和情绪表达，捕捉其潜在的情绪和需求；通过模拟和训练，提高自身对于情绪和心理疾病的诊断和分析能力；积极接受同行的反馈和建议，以便在工作中及时调整和改进。同时，心理咨询师还应注重自身的身心健康，保持积极的态度和心态，更好地服务来访者和实现自身的职业发展。

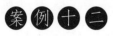 假装自信直到你成功
—— 一场没有发生的校园霸凌事件

校园暴力是指在教室内外、学校周边、上学放学途中、网络上以及在其他所有与校园环境有关的情境下发生的暴力行为。按照施害者和受害者类型，校园暴力可分为：学生之间的暴力、师生之间的暴力、校外人员与校内师生之间的暴力。按照表现形式，校园暴力可以分为：身体暴力（包括体罚）、情感或心理暴力（包括言语暴力）、性暴力（包括性侵和骚扰）以及欺凌（包括网络欺凌）。

"假装自信直到你成功（Fake it till you make it）"，是一句格言，一句歌词，表明通过模仿自信、能力和乐观的心态，一个人可以在现实生活中实现这些品质并达到他追求的目标。

案例背景

某学校初三部正处于紧张的中考备战阶段，学校为了帮助学生心理减压和改善人际关系，特别邀请王老师及其团队对初三所有学生进行心理团体辅导。

在某班的团辅活动中，王老师运用了绘画和情景模拟技术等带领大家互动，先一起热身，然后将学生分为十人一组开展活动。其中一个环节要求每组成员共同在一张大白纸上完成一幅绘画，绘画的主题是"我的校园生活"。每个同学可根据自己的理解随意发挥，然后在同组同学的绘画中，找出相同或有关联的点，画连线将之连接起来。连线越多越密集，说明相同或相似的人越多。在整幅绘画完成后，全组人员根据作品现场编排一个五分钟以内的情景剧向全班同学展示。

在第三小组的绘画阶段，由五个女生形成的小团体在分组活动中显得特别活跃，很有话语权。她们五个中有四个的画内容较相似，连接线比较多，另外一个女生画的是一颗很大的树，树上有一只小鸟，差异较大。同组的其他同学多以书、文具、教室、老师、同学、桌椅、黑板、长发、帅哥、爱心等素材作画。王老师观察到，小团体中的另外四个女生的绘画与其他同学也都会有连线连接，唯有那个女生画的大树和小鸟，既没有跟这四个女生的画连接，也没有与其他同学的画连接。

在分享环节，四个女生之一的小马非常强势，另外三个女生都对她表现出迎合、讨好的言行，其他同学对这个小团体表现出惹不起躲得起、敬而远之的态度。画了树和鸟的婷婷则比较沉默，话语很少。看着画，婷婷说："我好像很孤独，跟谁都没有连接。"

一个男生说："你特立独行，很好。"

小马说："她是清高，有思想。"

婷婷："哪里有清高啊！我很羡慕你的亲和力和号召力，在宿舍大家都听你的。"

王老师："现在请大家想一想，用什么方式或理由可以把婷婷的画与大家的画连接起来。希望大家跳出概念性的雷同模式，思维可以发散一些，比如用联想的方式。现在先请婷婷给我们分享一下她的画的意境。"

婷婷小声说："也没什么，我只是觉得鸟代表自由飞翔，树代表绿色。"

王老师："你画的树看上去很大，鸟特别小。有什么讲究吗？"

婷婷："一只小小鸟在大树中是有点孤独，大树给它安全感。"

王老师："大家谈谈你们的看法，如何能把这种意境与大家的画以及我们今天的主题连接起来？"

一个男生说："小鸟代表她是小女生。"

有同学说："鸟要飞翔要有空气，我们也要有空气。"

另一个女生说："鸟在树上做窝，我们在树下乘凉。"

王老师说："请你们每说到一个想法就画一条连线，并在连线上用文字表示出来。"

同学们七嘴八舌，一下子画了很多连线，并在连线上标注出连接的意义：空气、阳光、绿色、同班同学、室友、爱、喜欢你、我也孤独、女生……在同学们的共同努力下，绘画终于完成了，新颖的方式，既开拓了同学们的思路，也促进了团队精神。

编排情景剧的时候，大家纷纷表达自己的想法，气氛非常活跃。讨论中，小马展现出了很强的影响力和领导力，无形中成了这个组的"老大"，大家多以她的想法和意见为主。到了展示表演时，这个小组的情景剧表现出比较明显的暴力倾向和攻击性。

- -

团体辅导是在团体情境下进行的一种心理辅导形式，它以团体为对象，运用适当的辅导策略与方法，通过团体成员间的互动，促使个体在交往中通过观察、学习、体验等方式，认识自我、探讨自我、接纳自我，调整和改善与他人的关系，学习新的态度与行为方式，激发个体潜能，增强适应能力。

青少年心理健康团体辅导是根据青少年心理发展的特征与规律，运用心理学等专业知识与技能，通过设计和组织一定的团体活动，引发团体成员的主观体验和感受，从而对其心理状态产生积极的影响，提高其心理健康水平的过程。它以青少年的心理发展特点为立足点，以青少年的心理需要为基础，以关注学生自身的成长为出发点，以培养青少年健康心理为主线进行设计和实施，是青少年心理健康辅导的有效途径，在青少年心理健康辅导中具有独特地位。

- -

表演结束后，王老师要求每位同学对自己的表演用一个词做总结，有人说"很好玩"，有人说"很开心"，也有人说"没意思"。咨询师注意到说"没意思"的就是婷婷。在挖掘同伴优点环节中，婷婷被大家夸奖得最多，她表现出惊喜的神情，看得出，她也很受用。

团体辅导结束后，同学们返回教室上自习。没过多一会儿，婷婷又来到团辅教室，说"老师，我有些问题想问您。"

王老师："好的，有什么问题？你说。"

婷婷："我就想问问您，受男生欢迎是不是一件坏事呢？"

王老师："这要看具体情况了，一般来说，被人喜欢是件开心的事。"

婷婷："好像是的。刚才的活动中，大家说了我很多优点，我内心又高兴又不好意思。"

王老师："看来你跟同学们的关系不错呀。能不能把你要问的问题说得具体一点？"

婷婷："学习好又漂亮，好像是很容易被人讨厌，是这样吗？"

王老师："你是说自己有这个烦恼吗？"

婷婷："不是，我不算漂亮，学习也一般。"

王老师："那你是在说别人喽？"

婷婷犹豫了一下，说："是的，我们班有个女生，小马她们都说某某男生喜欢她，又说她平时爱装清高，就是为了吸引男生的眼光。"

王老师："在你们这个年龄阶段，男女同学互相有好感是可以理解的。"

婷婷："好像是这样，但我也不知道为什么，反正她就是很不讨我们班女生喜欢。"

王老师："你说的'她'是哪一位同学？"

婷婷："是一组的小苏。"

王老师："对这件事，你有什么想法？"

婷婷："我无所谓，只是小马说她喜欢那个男生，可是那男生总是围着小苏转。小马准备要教训小苏一下，让她远离那个男生。"

王老师："听起来这是小马和小苏之间的事情，为什么你会有困扰呢？"

婷婷："因为我和小马是一伙的，平常玩在一起，也是同宿舍的，她是我们老大，我们都有点怕她。"

王老师："听起来你有些矛盾心态，又跟她好又怕她。"

婷婷："是的，我怕被孤立，怕被她们请去'喝奶茶'。"

王老师："喝奶茶是什么意思？"

婷婷神色紧张、犹豫了一下，说："王老师，您能不能不告诉别人是我说的？"

王老师："当然，团辅一开始我就介绍过，我们要遵循保密原则，你继续说。"

婷婷："班上的女生如果不听小马她们的，就会被请去'喝奶茶'，其实就是教训一顿。"

王老师："怎么教训呢？"

婷婷："一般是警告威胁，或者泼奶茶。"

王老师："教训别人时，小马约过你吗？"

婷婷："约过，我如果不去好像显得不够意思。"

王老师："你去过吗？"

婷婷："去过，不去我会被报复的，其实我并不想去，所以我很矛盾。"

王老师："你现在来找我，只是为了交流这个事吗？我觉得你好像还有什么难言之隐。"

婷婷："是有一件事，王老师。小马她们计划这周五放学的时候，把小苏约出去教训一顿。她们叫我一起去，但是我不太想参与，又不知道怎么拒绝。我想过周五请假不来上学，就可以不参与她们的事情了，这样做好吗？"

王老师："的确是很为难，难怪你感到纠结。如果你不参与的话，她们的计划还会实施吗？"

婷婷："不知道，我也不想知道。"

王老师："另一个问题，如果你不参与，会被报复吗？"

婷婷："肯定会的。"

王老师："会怎么报复呢？"

婷婷："就是怎么对付小苏就怎么对付我呗。除了请'喝奶茶'，她们还干过往别人被子里灌水，在洗发水里放胶水，把蜘蛛或者蟑螂放在别人枕头下……'喝奶茶'已经让我很难忍受了，更怕的是她们对我做另外的那些事，特别是我还与她们住在同一间宿舍。"

王老师："你能够意识到她们的做法和行为不合适，说明你是一个有独立思考和正义感的人，非常好。现在我们首先要考虑的是你要有自我保护的意识和措施，你觉得有什么办法或者什么人能给你提供一些支持和帮助？"

婷婷："我想和她们保持好表面关系，不产生矛盾。其他人我也不知道找谁。"

王老师："你希望我怎么做呢？在我看来，这种情况必须向学校通报，才能避免更大的伤害发生。你觉得呢？"

婷婷："可以说，但希望您不要说是我说的，我怕她们报复我。我也不想让大家觉得我是一个告密者。"

王老师："这个我能理解，这也是你的一种自我保护意识。关键是周五你怎么应对呢？当然，周五请假也是个办法，但不能解决问题。另外，我跟学校通报以后，相信学校会采取防范措施保护小苏，对此你有什么建议吗？"

婷婷："可以调换宿舍，让小马她们四个不住在一个宿舍，不天天泡在一起，情况可能会好很多。"

王老师："好主意。你是不是也不想再跟小马住在一个宿舍了？"

婷婷："那是肯定的，离得越远越好。"

王老师："好的，王老师听明白了，我会尽快向学校领导反映这个情况。谢谢你！如果还有其他想交流的问题，你可以找学校的心理老师，如果你觉得不方便的话，你也可以联系我们。今天的团辅材料中有我们机构心理老师的联系方式。"

婷婷："好的，谢谢老师了。"

之后，王老师向该班级的班主任和相关的学校领导通报了情况，学校及时采取防范措施，分别与几位当事同学谈话，征得她们同意后进行了宿舍的调整，避免了此次校园欺凌事件的发生。

　　随后，王老师团队与学校的心理老师和班主任共同讨论，制定了该校的"预防校园暴力方案"。

预防校园暴力方案

　　1. 以班级为单位，开展"预防校园欺凌"的主题班会。

　　（1）让学生认识校园欺凌产生的原因，认清校园欺凌带来的负面影响。

　　（2）通过恰当的引导和暗示教会学生察觉自己的攻击意识，并合理控制与调节不合理的观念。

　　（3）当面对他人的攻击时能够尝试不激化矛盾的处理方法，有效化解危机。掌握应对校园欺凌的正确方法，从而提高防欺凌能力，进而学会保护自己。

　　2. 普法教育，增强学生法律意识，让每一个学生都明确自己是预防校园霸凌的责任主体。

　　（1）开展普及相关法律知识的专题讲座。

　　（2）通过团体辅导和心理课堂的模式，构建和谐校园文化，和谐班级氛围。

　　3. 建立家校联动机制预防校园暴力。

　　（1）学校定期开设"家长课堂"，由心理老师对学生家长进行亲子关系、自我防范、情绪管理等专业知识讲解。

　　（2）以家庭为出发点，促进家长对孩子接触的信息做分类管理，避免学生接触含有暴力、色情内容的影视作品和网络游戏。

　　（3）建立反馈机制督促家长增加与孩子的互动，及时了解和掌握孩子的心理状况和情绪变化，保持和学校老师的有效沟通，共同预防校园暴力的发生。

　　4. 定期开展心理测评和心理咨询活动，包括团体心理咨询和个体心理咨询，预防为主，综合治理。

策略与技巧

　　1. 通过团体辅导呈现出班级中人际关系的矛盾点。

　　2. 团辅活动中关于人际正向表达的设计，促进了团队成员间关系的建立，也唤起了成员的正向驱动力。

3. 信任感的建立，使得婷婷主动寻求帮助，交流中发现并阻止了潜在的校园暴力事件发生。定期的心理服务对于及时发现、筛选、评估、预防负面事件起到了很好的作用。

4. 问题的产生在家庭，问题的爆发在校园，家庭成员的言传身教对于孩子影响巨大，学校和家长的沟通配合非常重要。

5. 帮助组织制定了针对性、可实施的心理疏导规划与方案。

压力应激反应自测量表（源自CMHS，2004）

【行为层面】

1. 较之前，活动增加或减少。

2. 情绪激动，易怒，经常和人争吵。

3. 没办法休息或放松，持续关注网络信息。

4. 无法正常工作，容易走神。

5. 经常哭泣，与相关人士陷入"极度共情"状态。

6. 过度警惕和担忧，看到相关消息，都要转发给周围的人。

7. 回避引起（创伤性）回忆的地点。

8. 反复关注新闻，做事或走路时，容易发生事故。

【身体层面】

1. 肠胃问题。

2. 头痛，其他酸痛。

3. 视觉障碍。

4. 体重减轻或增加。

5. 出汗或发冷。

6. 震颤或肌肉抽搐。

7. 容易被吓到。

8.慢性疲劳或睡眠障碍。

9.免疫系统疾病。

【心理/情绪层面】

1.感到兴奋、欣快或无敌感。

2.否认现实。

3.焦虑或恐惧。

4.抑郁。

5.愧疚。

6.冷漠。

7.悲伤。

【思维层面】

1.记忆力问题。

2.失去方向感、困惑。

3.思维过程缓慢，注意力不集中。

4.纠结、无法选择。

5.失去客观性。

【社交层面】

1.自我隔离。

2.责备自己，感觉自己渺小，无价值。

3.难以助人或接受帮助。

4.无法享受快乐和忍受任何娱乐性活动。

以上表现，都是我们面对创伤事件的正常反应，一般来说会随着时间推移逐渐缓解。请注意，假如这些症状中有3~5项持续超一个月，并影响到日常生活和人际关系，请及时寻求专业人士的帮助。

第十二章 尾 声

一、尊重生命、珍惜生命

中国传统文化源远流长、博大精深，以老子、孔子和庄子为代表的先贤们，对生命有着深刻的思考与论述，是我们享用不尽的瑰宝。

老子认为，生命是自然界的一部分，是由自然的"道"所赋予的。"道"的本源是无形的，但它却是自然的本质，而人类的生命也是由"道"所赋予的。所以，人们应该放下欲望，减少对物质的追求，以达到内心的平静和心灵的升华。在他的思想中，生命的自然性和自由性是相辅相成的。

孔子的哲学思想强调了人的内在修养和外在行为的合理性，以及人与人之间的互动和社会秩序的重要性。他的思想为中国和世界文化的发展作出了重要的贡献。

庄子则更加强调个人的自由和自在。他认为生命应该自由自在地生活，不受任何限制和束缚，追求内心的自由和平静。他主张超越物质世界的束缚，达到精神自由和超越自我的境界。在他的思想中，生命的自然性和自由性是人类内心最深层次的追求。

老子和庄子的观点都充分强调生命的自然性和自由性，主张追求自由和平静的内心境界。生命是自然的一部分，人类应当顺应自然的规律，追求自然的"道"，而不是追求人为的规则和权力。

内心深处的自由和平静，是人类最根本的追求之一。自由是指人们希望能够自由自在地思考、选择和行动，不受任何外界限制和束缚，追求个人的价值和意义；而平静则是指人们希望能够达到内心的宁静和安详，超越欲望和情感的干扰，实现心灵的升华。追求自由和平静可以帮助人们摆脱物质的束缚，超越社会的限制和压力，达到心灵的升华和自我完善，也是人类追求真理和意义的关键所在。

因此，我们尊重生命、敬重生命、珍惜生命，这是我们对己、对人、对自然的态度，是实现生命的价值和意义的基本准则。

尊重生命，意味着我们不仅要尊重自己的生命，也要尊重他人的生命，不论是人还是动物。我们应当认识到每一个生命都有自己的价值和尊严，不应该随意伤害或剥夺任何一种生命。

敬重生命，我们应当尊重生命的起源和生命的演化过程，认识到每一种生命都是宝贵的，并为此保护和维持生命的生态环境。我们应该尊重自然界的规律，遵守自然法则，保持与自然界的和谐共处。

珍惜生命，我们应该认识到生命是有限的、宝贵的，应该珍惜每一天、每一个机会，认真对待生命中的每一个选择和决定。我们应该积极地追求健康和幸福的生活方式，珍惜家人，珍惜朋友，追求自己的梦想和目标。

二、学习不是单纯的概念，是成长和全局的发展问题

然而，人类历史的长河中，大自然灾害频发，造成人类恐慌、恐惧与无助；在人类文明的进程中，社会高速发展，随之也带给人类空前的压力，加之灾难不绝，人们产生了焦虑、忧郁、愤怒或悲伤，身体失去健康，生活不再幸福。

英国前首相、著名作家温斯顿·丘吉尔曾说过："心中的抑郁就像只黑狗，一有机会就咬住我不放。"

"心中的黑狗"意味着一种沉重、抑制和消极的情感状态，就像一只黑狗

在你的脑海中徘徊，时刻提醒你的悲伤、孤独和绝望感。黑狗（Blackdog）从此成了英语世界中抑郁症的代名词。现代社会，忧郁症已然成为人类的隐形杀手，无数的人，正备受"黑狗"咬噬的煎熬。

对于"心中的黑狗"，我们需要认知和理解这些负面情绪，从而克服它和治疗它，或接纳并与它和平相处，让身心回归自然与和谐。

所以，人们应该通过学习，认识自然、认识社会、认识自我，以提高对压力及挫折的承受力，增强应对负面情绪的实际能力。

学习，不是单纯的概念，是成长和全局的发展问题。学习是一个综合性的过程，它不仅仅是获取知识和技能，更是一个关于自我认知、发展和成长的过程。同时，学习还可以发展我们的批判性思维、创造性思维和解决问题的能力，有助于我们更好地了解自我与社会，有助于我们更有创造力、更自信，更能适应和承受生活中不可避免的各种灾难应急事件。

对于学生，在这个过程中，老师、家长和同学的作用非常重要。他们可以为学生提供指导和支持，帮助学生克服学习中的困难和挑战，同时也可以为学生提供一个安全、鼓励和富有挑战性的学习环境。因此，学习不仅是学生自己的事情，更是一个需要全体参与的过程。

英国心理学家怀斯曼说过，因上努力，果上随缘。在生活中，我们经常会遇到许多挑战和困难，只有通过不断的努力和坚持，才能够克服这些困难并取得成功。然而，有时候即使我们付出了全部的努力，也无法达到我们想要的结果。这时候，我们需要接受这个事实，继续前进，不将自己束缚在负面情绪中，去寻找新的机会和可能性，去拥抱更广阔的世界。

怀斯曼的心理学实验证明，一个人的运气好坏，是有因果的。我们在因上努力，在果上随缘，你会发现，当你拥有了以下三种特质，好运自然来。

1. 一个良好的心态，可以用平常心看待一切，包容一切。

2. 良好的直觉，所做的一切事情听从自己的直觉。

3. 最重要的是，懂得自我安慰、自我满足，对未来也充满了正向期待。

一个人的运气好坏是由多种因素共同作用的结果。尽管有些因素是不可控制的，但人们可以通过改变自己的态度、行为和决策来提高自己的运气。

懂得自我安慰、自我满足，在面对困境时，可以帮助你保持平静，能够让你摆脱悲伤的情绪，提高积极性和自信心，对未来充满正向期待的心态。

任何人都有情绪波动的时候，感到悲伤或沮丧是正常现象。不要试图逃避或否认它们的存在，而要接受它们，尝试去理解为什么会有这样的情绪。同时，寻求朋友、家人或专业人士的支持，分享自己的情感，以帮助释放压力。

当你感到疲惫或受到伤害时，学会自我关爱，给自己一些时间和空间来放松和恢复。沉浸到喜好的事情中，如听音乐、看电影、做瑜伽，让自己感到愉悦和放松。也要学会自我肯定，给自己一些鼓励和赞扬，承认自己的成就和优点，并把注意力集中在它们上面。正向暗示，而不要总是关注自己的缺点和错误。

当你遇到挑战或困难时，尝试从积极的角度去看待它们，尝试改变思维模式，设定可实现的、有挑战性的目标，让自己感到兴奋和有动力，保持在困境中的积极性。

自我安慰和自我满足是帮助你应对困境的重要技能。学习接受自己的情绪、寻找支持、自我关爱、自我肯定、设定目标和改变思维模式，你可以摆脱悲伤的情绪，充满正向期待。

学习，是成长，是全方位的发展。无论你是家长、老师或心理咨询师，你的教育内涵或工作目标应该包含以下内容。

养成并保持学习的能力，

养成独立思考的能力，

养成自主选择的能力。

培养审美的能力，

培养与人合作的能力，

培养战胜困难的能力，

培养克服挫败感的能力，

培养创新的能力，

做一个具有使命感的人。

当你储备了相关的知识和体验，当你具备了以上能力，无论遇到什么挫折，遭受多大的灾难，你都能够从容应对，最终战胜困难，实现自我，乃至超越自我。

三、提高审美能力，扩展人生宽度

提高审美能力和意识也是学习的过程，它可以对生命的意义产生积极的影响。审美能力是人们对美感的感知和欣赏能力，它涉及艺术、文学、音乐、自然景观、情怀等方面的感受和理解。意识则是指对于外部世界和自身内心状态的觉察和认知能力。

审美意识的提高，可以丰富人生阅历和体验，增强生活品质，让人更加敏锐地察觉身边的美好，进而增强对生命的感知和体验。例如，欣赏一幅美丽的画作，听一首动听的音乐，观赏一处自然景观，关心关爱身边的人，可以让人体验到美好的情感和感受到生命的丰富，使生活更加有意义和有趣。

审美能力的提高，可以增强人们的情感共鸣，让人更加深刻地感知和理解他人的情感和内心体验，从而增强与他人的情感共鸣。这种情感共鸣可以使人更加关注他人的需求和感受，增进人际关系和社会交往的和谐。

审美意识的提高，可以增强对于生命的尊重，让人更加珍视生命的珍贵和独特。通过欣赏自然、艺术和文化等方面的美好，人们更能意识到生命的不可替代性和重要性，从而更加尊重生命。

审美能力的提高，可以增强自我意识的认知。通过欣赏一幅画作，聆听一曲音乐，人们可以更好地理解自己的情感和体验内心的活动，进而更加深刻地认知自我，增强自我意识。

审美能力和意识，可以拓宽视野，帮助人们看到不同的世界。通过欣赏不同风格、不同类型的艺术品，人们可以了解不同文化背景和不同历史时期的人们的生活和思想，增加对世界、对人类、对生命的认识和理解。

审美与人文关怀紧密相关，能够引发情感共鸣，培养同理心，促进社会互动，两者结合起来可以让生活更加富有激情。

欣赏美的过程可以提高心理健康，带来愉悦感，同时也可以缓解压力和焦虑，提高心理健康水平。研究表明，经常欣赏艺术品和自然景观的人，生活更加富有激情，更容易感到幸福和满足，更加热爱生命并珍惜每一个瞬间。

总之，提高审美能力可以帮助消解忧郁、烦恼和厌世情绪，因为美学作品具有积极的情感和情绪效应。通过了解艺术和美学，多角度观察艺术作品、探索个人的审美喜好、参与艺术活动，多方面培养正面情感体验，可以帮助人们缓解压力和消除负面情绪。

音乐巨匠贝多芬，在其生命的后期，面对耳聋的痛苦和生活的困境，却依然保持了对生命的热爱和创作的热情。对音乐的热爱和对美的追求，让他能够在艰苦的生活环境下仍然保持积极向上的态度，不断追求艺术的卓越；卓越的艺术修养和审美能力，让他保持着非凡的敏感性和洞察力，通过音乐表达出了自己内心深处的情感和思想，为后世留下了许多珍贵的艺术经典。

法国作家罗曼·罗兰在《贝多芬传》中说："不幸的人啊，切勿过于怨叹，人类中最优秀的与你们同在。汲取他们的勇气做我们的养料吧，倘使我们太弱，就把我们的头枕在他们的膝上休息一会儿吧，他们会安慰我们。在这神圣的心灵中，有一股清明的力和强烈的慈爱，像激流一般飞涌出来。甚至无须探寻他们的作品或倾听他们的声音，就在他们的眼里，他们的行述里，即可看到生命从没像处于患难时的那么伟大、那么丰满、那么幸福。"

四、与自己和解，减轻内心的痛苦和压力

台湾作家林清玄写过一个故事：把烦恼写在沙滩上。

有一个中年人，年轻时追求的事业与家庭有了好的基础，但他却觉得生命空虚，感到彷徨无奈，而且状况日益严重，他不得不去看医生。医生开了四帖药封入药袋，对他说：明日去海边，分别在九点，十二点，十五点和十七点按序依次服药。

第二天九点，中年人来到海边，打开第一帖药，上写"聆听"。他坐下来，听风的声音、海浪的声音，甚至听到自己心跳的节拍与大自然的节奏合在一起。他已经很多年没有安静地坐下来听了，因此感到身心收到了清洗。

中午打开第二贴药，上写"回忆"。他回想起童年和少年时的无忧快乐；青年时期创业的艰苦；他想起父母的慈爱、朋友的友情，生命的力量与热情在他体内重新燃烧。

下午三点，第三贴药是"检讨你的动机"。他想起早年创业时热忱工作，慢慢地变为只顾赚钱，计较自身利益，失去了经营事业的喜悦，失去了对别人的关怀。想到这些，他已深有所悟。

到了黄昏时分，他打开最后的药方，看到"把'烦恼'写在沙滩上"。水边沙滩上，他写下"烦恼"二字，一波海浪袭来淹没了"烦恼"，潮水退尽，沙滩一片平坦。

服完四帖"药"，中年人的空虚与彷徨已被治愈，他又恢复了生命的活力。

这个故事，讲述了与自我和解的过程。每个人都有自己的过去和故事，我们有时候会因为一些事情而心情不好，甚至一直无法释怀。因此，与自己和解，尤显重要，因为只有当我们原谅自己，才能拥抱生命的美好。

从心理学的角度，与自己和解，可以看作是一个自我调节的过程，是一种非常重要的心理健康实践。它可以帮助我们接受自己的过错和不足，减少内心的负面情绪和焦虑，并增强自尊和自信，帮助我们减轻内心的痛苦和压力。

生命是美好的，也是短暂的，我们不应该让过去的错误阻碍我们的前进。生命的意义不仅在于生命本身，更在于生命所带来的各种体验和感悟，包括美好的感受、快乐的经历、困难的挑战等。我们从中学习，与自己和解，将能看到更加充实、精彩的世界。

倾听自己的内心声音，思考自己的想法和感受，可以帮助你更好地了解自己的情绪和想法，从而更容易与自己和解。

自我接纳是与自己和解的第一步，承认自己的错误或过错，不要试图掩盖或逃避它们，而是要正视它们，接受它们，这可以帮助人们减轻内心的痛苦和焦虑，减少自我否定和内疚。

然后是自我同情，对自己内心感受的认可和理解，减轻自我批评和自我指责的负面情绪。

我们需要自我妥协，向自己道歉。我们需要告诉自己，我们已经做了最好的尝试，应该将自己的错误和过错放下，摆脱困扰，尽可能地享受当下生命的每一刻。同时也为自己制定更好的目标和行动计划，以避免重复同样的错误。

自我反思是与自己和解过程中的关键步骤之一。通过自我反思，可以更好地了解自己的想法和行为，从而更好地解决内部冲突，减少负面情绪。

总之，与自己和解可以帮助人们提高自我意识，减轻内心的痛苦和压力，并最终实现个人的成长和发展。

"Fake it till you make it（假装自信直到你成功）"，是一句流行语，也是一种有效的策略。它可以帮助人们在自己感到不自信或担忧时，以一种自信和积极的方式行动。这种策略可以作为行动的起点，然后通过反馈来增强自信，从而达到成功。这种反馈可以是直接的，如受到他人的肯定和赞扬，也可以是间接的，如感受到自己的进步和成长。

罗曼·罗兰在《米开朗琪罗传》中说："世上只有一种英雄主义，就是看清生活真相之后而依然热爱生活。"这种英雄主义的精神体现了一个人内心的坚韧和勇气，是一种积极面对生活、乐观和勇敢的人生态度。无论面对多大的困难和挑战，依然能够热爱生活，坚持前行，不屈地追求自己的目标和理想。

存在主义哲学家尼采在其著作《查拉图斯特拉如是说》中强调了人类的自由选择和创造力。他认为，人生本身并没有固有的意义或目的，但是，我们可以通过追求自己认为有意义的事情来赋予生命意义。

老子在《道德经》中说：知其雄，守其雌，为天下溪；为天下溪，常德不离，复归于婴儿。知其白，守其黑，为天下式；为天下式，常德不忒，复归于无极。知其荣，守其辱，为天下谷；为天下谷，常德乃足，复归于朴。

相信你自己！

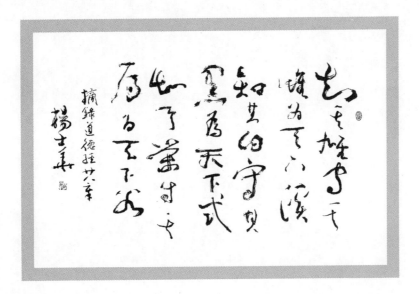

后记

　　"心理咨询案例与策略丛书"《告别学生的烦恼》2022年9月出版面市以来，受到多方的好评和肯定。有心理老师反馈说，以前看了许多有关心理咨询的书籍，理论繁杂，有些无所适从。而《告别学生的烦恼》一书，将理论与技巧整理归纳得清晰自如，并提出了独到的见解，具有极强的可操作性和实用性。看了此书，有一种豁然开朗的感觉，对心理咨询工作有很大的帮助。希望能尽快看到本丛书的后续出版发行。

　　在与读者、心理咨询师、学校的心理老师和辅导员交流中，深深感到大家对该系列丛书的好评与肯定，这是对我的鼓励和鞭策。我不敢懈怠，紧锣密鼓地投入到该系列丛书的写作中，在癸卯年孟春之际完成了"心理咨询案例与策略丛书"《照亮心灵的角落——危机事件及心理创伤的危机干预与支持》的撰写。在此我要衷心感谢我的编辑策划团队的鼎力支持，特别要感谢我的执笔团队老师们的辛勤付出。

　　本书除了继续保持可读性、实用性、可操作等特点外，更具有专业性和指导性。我们把古老的传统文化与现代心理学的相关理论相结合，运用了诸多的不同理论和技术以体现"策略丛书"之特色。如，精神分析、整合心理学、人本心理学、个体心理学、分析心理学、认知行为疗法、意向疗法、意象对话、梦的解析、自由联想、儿时的记忆、退行机制、正念冥想、自我暗示、替代睡眠法、放松入静法等等。希望本书能够帮助到读者朋友和相关的心理工作者。

我一直秉持这样的信念：不失初心守护美好，点亮一盏盏心灯，温暖他人温暖自己，助人助己，彼此成就。

真诚地感谢各位读者朋友以及在撰写编辑本书过程中给予帮助的老师、同行和朋友。书中的不足和缺陷在所难免，真诚地希望各位读者朋友给予批评指正，提出宝贵意见与建议，以便在后续的"心理咨询案例与策略丛书"中进一步改进完善。

特别鸣谢著名书法家杨士华先生为我书写《道德经》第二十八章并首肯在书中刊载。

荷花定律

池塘里的荷花，第一天仅开放一朵。之后，每天以前一天两倍的速度开放。第二天两朵，第三天四朵……第二十九天，仅有半池荷花开，及至第三十天，荷花方绽放满池塘！荷花绽放，清风摇曳、四溢飘香。一种美与信念的潜心融合。